BIBLIOTHÈQUE

DE PHILOSOPHIE CONTEMPORAINE

DÉGÉNÉRESCENCE

ET

CRIMINALITÉ

ESSAI PHYSIOLOGIQUE

PAR

CH. FÉRÉ

Médecin de Bicêtre

Avec 21 graphiques dans le texte

PARIS

ANCIENNE LIBRAIRIE GERMER BAILLIÈRE ET Cie

FELIX ALCAN, ÉDITEUR

108, BOULEVARD SAINT-GERMAIN. 108

1888

DÉGÉNÉRESCENCE

ET

CRIMINALITÉ

AUTRES OUVRAGES DE M. CH. FÉRÉ

Sensation et mouvement, 1 vol. in-18 avec figures dans le texte. (*Librairie Félix Alcan.*) 2 fr. 50

Le magnétisme animal, 2ᵉ édition. 1 vol. in-8 de la *Bibliothèque scientifique internationale*, avec figures dans le texte, cartonné. (En collaboration avec M. A. BINET.) *Librairie Félix Alcan.* 6 fr.

Du cancer de la vessie, 1 vol. in-8. 1881.

Contribution à l'étude des troubles fonctionnels de la vision par lésions cérébrales, 1 vol. in-8. 1882.

Traité élémentaire d'anatomie médicale du système nerveux, 1 vol. in-8, avec 213 fig. 1886.

A LA MÊME LIBRAIRIE

MAUDSLEY. — **Le crime et la folie,** 5ᵉ éd. 1 vol. in-8, cart.
6 fr.

MAUDSLEY. — **La pathologie de l'esprit,** 1 vol. in-8. 10 fr.

TH. RIBOT. — **Les maladies de la mémoire,** 4ᵉ éd. 1 vol. in-18.
2 fr. 50

TH. RIBOT. — **Les maladies de la volonté,** 4ᵉ éd. 1 vol. in-18.

TH. RIBOT. — **Les maladies de la personnalité,** 2ᵉ édit.
1 vol. in-18. 2 fr. 50

TARDE. — **La criminalité comparée,** 1 vol. in-18. 2 fr. 50

LOMBROSO. — **L'homme criminel.** *Criminel-né, fou moral, épileptique,* étude anthropologique et médico-légale, précédée d'une préface de M. le Dᵣ LÉTOURNEAU, 1 vol. in-8. 10 fr.

Atlas de 32 planches (pour accompagner le précédent ouvrage) contenant de nombreux portraits, fac-similés d'écritures et de dessins, tableaux, courbes statistiques, etc. 8 fr.

GAROFALO. — **La criminologie,** 1 vol. in-8. 7 fr. 50

TAYLOR. — **Traité de médecine légale,** traduit sur la 7ᵉ édition anglaise, par M. le Dᵣ Henri COUTAGNE, 1 vol. gr. in-8, avec fig. et pl. hors le texte. 15 fr.

COULOMMIERS. — Typ. P. BRODARD et GALLOIS.

DÉGÉNÉRESCENCE

ET

CRIMINALITÉ

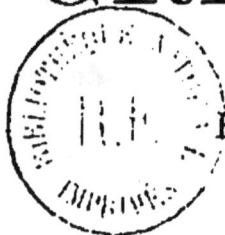

ESSAI PHYSIOLOGIQUE

PAR

CH. FÉRÉ

Médecin de Bicêtre

Avec 24 graphiques dans le texte

PARIS

ANCIENNE LIBRAIRIE GERMER BAILLIÈRE ET Cᵉ

FÉLIX ALCAN, ÉDITEUR

108, BOULEVARD SAINT-GERMAIN, 108

1888

DÉGÉNÉRESCENCE
ET CRIMINALITÉ

INTRODUCTION

LES CONDITIONS PHYSIOLOGIQUES DES ÉMOTIONS

Cet essai a été précédé et préparé par une série de recherches physiologiques[1] dont il nous semble utile de rappeler brièvement les résultats principaux, pour faire apparaître plus clairement les faits généraux qui se dégagent de l'ensemble de ces études. Nous aurons d'ailleurs occasion d'ajouter quelques remarques et quelques observations nouvelles.

I. — Les actes dits volontaires s'accompagnent de phénomènes physiologiques multiples, propres à mettre en lumière leur nature réflexe et leur nécessité.

Lombard avait vu que l'activité cérébrale coïncide avec une augmentation de température de la tête

---

[1]. *Sensation et Mouvement*. Études expérimentales de psycho-mécanique (Bibl. de philosophie contemporaine), 1887.

prise à travers les téguments du crâne. Broca, Ami-
don, etc., ont apporté un grand nombre de faits à
l'appui de cette constatation, en parfait accord d'ailleurs avec cette loi formulée par Cl. Bernard, qu'« il y
a un rapport constant entre l'intensité des propriétés
nerveuses et celle de la circulation [1] ». L'activité cérébrale se caractérise par une plus grande rapidité des
échanges nutritifs dans la substance nerveuse et par
une élimination plus abondante des matériaux d'oxy-
dation [2] : l'expérience de M. Preyer produisant le
sommeil par l'ingestion de lactate de soude sert de
contrôle à cette observation. Du reste, des expériences plus rigoureuses que celles de Lombard, entreprises par M. Schiff, ont montré que l'élévation de la
température superficielle correspond réellement à
une élévation de température du cerveau.

M. Schiff a contrôlé en outre que les mouvements
des muscles des membres déterminent un échauffement du cerveau prédominant dans une certaine
région, mais tendant à s'étendre à tout l'hémisphère
du côté opposé, et même aux deux hémisphères. Nous
avons vu d'autre part que l'exercice d'un groupe de
muscles développe l'énergie d'un membre tout entier, et que cette exaltation fonctionnelle peut s'étendre à l'autre membre du même côté, puis enfin aux

---

1. *Leçons sur la physiologie et la pathologie du système nerveux*, t. II, p. 11.

2. Byasson, *Essai sur la relation qui existe à l'état physiologique entre l'activité cérébrale et la composition des urines*, th.
1868. — Mairet, *De la nutrition du système nerveux à l'état
physiologique et à l'état pathologique (Arch. de Neurologie*, 1885,
t. IX, p. 232 et 360, et t. X, p. 76).

membres du côté opposé. L'observation clinique m'a fourni depuis quelques faits qui viennent à l'appui des résultats expérimentaux : quelquefois chez les épileptiques on constate qu'à la suite de *secousses* affectant principalement les membres supérieurs, la force dynamométrique s'exagère; le même phénomène se produisait chez une femme hystérique à l'occasion d'un spasme intermittent du long supinateur. Chez un épileptique de mon service, atteint de paralysie du côté gauche prédominant dans le membre supérieur, lorsqu'on fait faire avec la main droite une pression prolongée sur le dynamographe, le membre supérieur gauche commence à s'agiter des secousses épileptiformes qui gagnent le membre inférieur gauche puis se généralisent.

Lorsqu'on a placé un myographe simple sur le long supinateur gauche, et un myographe muni d'un excitateur électrique sur le même muscle du côté droit, on voit chez certaines hystériques qu'après un certain nombre d'excitations le muscle du côté gauche qui ne subit aucune excitation directe commence à éprouver de petites secousses (fig. 1), qui s'accentuent peu à peu. Il est d'ailleurs d'observation vulgaire que, chez les nouveau-nés, les excitations périphériques, quelles qu'elles soient, déterminent en général des mouvements symétriques, et souvent des mouvements généraux.

Davy admettait que l'augmentation de chaleur produite par le travail intellectuel, d'abord limitée à la tête, s'étend ensuite à tout le corps. Nous avons montré que, sous l'influence de l'activité psychique, il se produit une augmentation de volume des membres, trahissant une augmentation de la quantité de sang. Cette augmentation de volume coïncide d'ailleurs avec une exagération de la force musculaire et

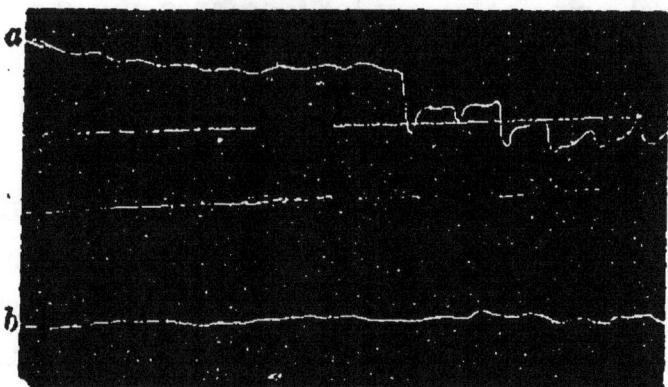

Fig. 1. — Réactions musculaires chez G. : *a*, courbe du long supinateur droit qui subit des excitations au degré 7 de l'échelle Dubois-Raymond (7-5), puis au degré 5 (5-5); — *b*, muscle long supinateur gauche, qui commence à éprouver des ondulations quand les excitations sont à 5.

de la sensibilité. Cette constatation est encore d'accord avec d'autres faits bien connus. On sait par exemple que, sur un animal mort, l'excitation d'un nerf produit à la fois une élévation de température et une contraction musculaire (Schiff); quand l'épuisement arrive, il ne se produit plus ni chaleur ni contraction. La vitesse de la transmission de l'action nerveuse diminue dans les nerfs moteurs sous l'influence de la fatigue et surtout du froid (Marey); il en est de même dans les nerfs sensibles (Bloch, Richet); la chaleur produit un effet inverse (Afanasief), pourvu que la température ne dépasse pas 42° à 45°. Nous avons pu constater, chez plusieurs sujets, la diminution de la sensibilité sous l'influence de la fatigue physique, et la diminution de la sensibilité et de la contractilité volontaire coïncidant avec la diminution de volume des membres à la suite des calculs compliqués chez des sujets peu habitués à cet exercice. « La méditation affaiblit comme feraient des évacuations excessives, » disait Tissot [1]. Nous avons vu au contraire que certaines hystériques recouvrent leur sensibilité et leur puissance motrice par l'échauffement artificiel.

La contraction, phénomène de nutrition du muscle, ne peut se produire sans une exaltation de la circulation locale qui détermine en même temps une augmentation de la sensibilité; c'est là un fait général qui peut trouver son application en clinique. M. Lallemant rapporte un fait de spasme des doigts avec sensation de brûlure limitée à cette partie; quand la sensation de la chaleur diminuait par l'immersion dans l'eau froide, la crampe diminuait aussi [2].

Broca a constaté qu'en moyenne la température est, à l'état de repos, plus élevée du côté gauche de la tête d'un dixième de degré environ. Sous l'influence du travail intellectuel, l'équilibre tend à s'établir des deux côtés. Nous avons vu de notre côté que, sous l'influence du travail intellectuel, l'équilibre tend à s'établir entre la force musculaire des deux côtés du corps, avec une augmentation variable. Sous l'influence de la fatigue psychique, il y a une diminution de la force musculaire, mais aussi avec une tendance à l'équilibre des deux côtés.

1. Tissot, *De la santé des gens de lettres*, p. 43, 1784.
2. Lallemant, *De la crampe des écrivains*, p. 17, 1887.

Ces faits peuvent servir à expliquer l'effet mécanique de l'attention, de la représentation préalable du mouvement ; l'effort préparé l'emporte toujours de beaucoup sur l'effort au commandement. D'une manière générale, l'intensité des représentations mentales a une influence manifeste sur l'état des forces. C'est ainsi que nous voyons l'énergie de l'effort musculaire varier suivant l'intensité de l'activité intellectuelle chez le même individu, et, dans les races, suivant le développement de l'intelligence.

Il faut remarquer d'ailleurs que les représentations mentales ne sont que le résultat d'un rappel de sensation, et les modifications dynamiques qui les accompagnent consistent en réalité en transformations de mouvement consécutives à des excitations extérieures plus ou moins éloignées.

II. — Nous avons vu qu'en conséquence des excitations périphériques il se produit une exagération de l'énergie disponible qui se manifeste sous la forme d'une décharge plus ou moins rapide suivant l'intensité et la brusquerie de l'excitation.

Les excitations sensitives et sensorielles produisent une augmentation très marquée, dans certaines circonstances, de l'intensité, de la durée, et du pouvoir de répétition de l'effort, une exagération des mouvements réflexes en même temps qu'une exagération de la circulation dans les membres. Les excitations sensorielles influent non seulement sur la motilité, mais aussi sur la sensibilité. En conséquence d'une excitation sensitive ou sensorielle quelconque,

on peut voir se produire une augmentation de la
sensibilité du sens excité et aussi des autres sens,
et le soi-disant sens musculaire ne fait pas exception. J'ai signalé à plusieurs reprises cet effet esthé-
siogène des excitations périphériques [1] qui a été
retrouvé depuis par M. Urbantschitch [2]. J'ai depuis [3]
eu occasion de relever, en outre, que non seulement
les excitations d'un sens sont capables d'augmenter
les sensations des autres sens, mais qu'elles peuvent
encore amener jusqu'à la limite de la perception
des excitations qui étaient restées inconscientes, et
de rappeler des sensations consécutives éteintes.
C'est ainsi qu'une excitation auditive peut rappeler,
lorsqu'elle a déjà disparu depuis un certain temps, la
sensation consécutive de la couleur complémentaire.
Ces derniers faits me paraissent particulièrement
intéressants au point de vue du mécanisme de la mémoire. Il est d'ailleurs facile de constater qu'une excitation forte est capable d'élever jusqu'à la conscience
une excitation passée qui n'avait point été perçue.
D'autre part, on sait que chez certains aliénés une
excitation sensorielle est capable de provoquer la
réapparition d'une hallucination d'un autre sens :
chez des alcooliques par exemple, on voit des hal-

---

1. *Bull. de la Soc. de biologie*, 24 juillet 1886, p. 389; —
Progrès médical, 28 août 1886, no 35, p. 717; — *Sensation et
mouvement*, 1887, p. 77, 120.

2. Société império-royale des médecins de Vienne, 22 oct.
1887. *Semaine médicale*, 2 nov. 1887, p. 451.

3. *Note sur le rappel des sensations consécutives* (*Bull. de la
Soc. de Biologie*, 30 juillet 1887, p. 511). — *Note sur les effets
généraux des excitations des organes des sens; effets rétroac-
tifs des excitations sensorielles* (*Bull. Soc. Biol.*, 1887, p. 747).

lucinations de la vue réveillées au moindre bruit.
Ailleurs encore, chez les hystériques, on voit des
phénomènes douloureux réveillés par une excitation
sensorielle (ovarie, dysesthésie cutanée, sein douloureux, etc.). Dans tous ces cas, l'excitation sensorielle agit comme un excitant diffusible ; l'alcool,
l'éther, etc., déterminent dans certaines circonstances
des effets analogues, hyperexcitabilité sensorielle,
hypermnésie, etc. Et il est bon de remarquer que
lorsque ces excitations deviennent trop prolongées
ou excessives elles produisent des effets inverses.
C'est ainsi qu'un choc violent peut déterminer chez
des sujets prédisposés une altération générale de la
motilité ou de la sensibilité [1] en dehors de toute lésion
matérielle et même une amnésie qui a pour caractère
particulièrement intéressant de comprendre une certaine période antérieure au choc (amnésie rétroac-
tive).

Le fait que toutes les fonctions s'exaspèrent sous
l'influence des excitations sensorielles correspond à
l'observation de M. Schiff [2], qui a vu que les excita-

1. Cette excitation générale de la sensibilité sous l'influence
d'une excitation locale, et qui correspond, comme nous allons
le voir encore, à une exaspération de toutes les fonctions, permet d'interpréter quelques faits singuliers d'amblyopie hystérique que l'on a quelquefois attribués à la simulation. Quelques malades qui ont un affaiblissement de la vision des
deux yeux tel que chaque œil lorsque l'autre est fermé distingue à peine le jour et la nuit, voient suffisamment pour
les besoins de la vie lorsque les deux yeux sont ouverts.
D'autres malades qui sont achromatopsiques de chaque œil
lorsque l'autre est fermé voient les couleurs lorsque les deux
yeux sont ouverts. Chez quelques-uns enfin le rétrécissement
du champ visuel d'un œil diminue lorsque l'autre est ouvert.
2. Schiff, *Rech. sur l'échauffement des centres nerveux à la*

tions périphériques, même portant sur un seul côté du corps, déterminent un échauffement dans les deux hémisphères cérébraux, échauffement qui doit être rapproché de l'augmentation du volume observée directement par M. Mosso.

Les irritations portant sur les différents sens peuvent chez certains individus amener des états d'excitation générale équivalents : on peut s'expliquer ainsi comment ces individus ont une sensation double à propos d'une irritation portant sur un seul sens, ont une sensation colorée par exemple à propos d'irritations de l'ouïe, du goût, de l'odorat [1].

III. — L'absence d'excitation au contraire atténue les phénomènes vitaux en général : la force musculaire diminue en même temps que la sensibilité, et cette atténuation fonctionnelle correspond à une diminution de la quantité de sang dans les membres. Beaucoup d'animaux dorment quand on les place dans l'obscurité et le silence : certains individus peu cultivés, manquant de représentations mentales, s'endorment aussi dès qu'ils sont au repos. Le sommeil peut d'ailleurs être produit expérimentalement par la suppression des excitations : Strümpell rapporte l'histoire d'une jeune fille de dix ans, affectée d'une anesthésie générale de la peau et des muqueuses, du sens musculaire, de l'odorat, du goût, et qui n'avait de communication avec le monde extérieur

suite des excit. sensitives et sensorielles (*Arch. de phys. norm. et path.*, 1876, t. III, p. 333).

1. Ch. Féré, *la Vision colorée et l'équivalence des excitations sensorielles* (*Bull. Soc. Biologie*, 1887, p. 791).

que par l'œil droit et l'oreille gauche ; si l'on bou-
chait ces deux organes, elle s'endormait [1]. L'histoire
de l'hypnotisme contient un grand nombre de faits
du même genre.

Ces phénomènes d'excitation et d'affaiblissement
des fonctions en rapport avec la présence ou l'absence d'excitants se montrent surtout chez certains
sujets et en particulier chez les hystériques : on les
voit souvent au réveil éprouver une sensation pénible de fatigue, quelquefois une tendance aux lipo-
thymies ; alors aussi leurs mouvements sont difficiles
et lents ; plusieurs ont remarqué que leurs pieds et
leurs mains ont diminué de volume et que leurs ba-
gues tombent de leurs doigts. Chez quelques-uns
de ces sujets, la pression dynamométrique est à peu
près nulle dans l'obscurité [2].

On pourrait peut-être rapprocher de ces faits
d'inactivité par défaut d'excitation les cas singuliers
des paralysies se produisant par accès nocturnes
(*night palsy*) et signalés, depuis le travail de M. Ormerod [3], par plusieurs auteurs (Saundby, Steaven-
son, Weir Mitchel, Sinkler, etc.).

Nous avons déjà signalé que les excitations excessives, douloureuses, déterminent des effets dynamiques et circulatoires dépressifs. La clinique peut

---

1. M. Duval, art. Sommeil du *Dict. de méd. et de chir. pratiques.*
2. Binet et Féré, *Rech. expérim. sur la physiologie des mouvements chez les hystériques* (*Arch. de phys. norm. et path.*,
octobre 1887).
3. Ormerod, *On a peculiar numbness and paresis of the hand*
(*St. Bartholomew's hospital reports*, 1883, t. XIX, p. 17).

apporter des faits à l'appui de nos résultats expérimentaux. Alibert, Schedel, Cazenave, Biett,
Rayer, etc., ont cité des exemples d'affections cutanées en conséquence d'un choc moral; mais une
observation de M. Leloir se rapporte mieux à notre
sujet et est plus précise : cet auteur a vu un cas de
syncope locale des doigts qui se produisait chez une
femme nerveuse sous l'influence de scarifications
cutanées, et durait environ un quart d'heure après
l'opération [1].

Nous aurons à revenir bientôt sur les changements
des muscles qui se produisent dans les mêmes circonstances que les modifications fonctionnelles que
nous venons de rappeler.

IV. — Nous n'insisterons pas de nouveau sur l'intensité variable des réactions qu'un même sujet peut
présenter aux excitations d'un même sens suivant la
quantité de l'excitant; nous rappellerons seulement
que les effets des excitations lumineuses et sonores
en particulier paraissent se prêter à l'édification
d'une théorie générale.

Quelques-uns des effets des excitations périphériques que nous avons étudiés avaient déjà été
signalés plus ou moins clairement; on a même vu
que des excitations qui paraissent ne devoir affecter
que les sens spéciaux peuvent déterminer des réactions sur des organismes dépourvus de système

1. Lévèque, *Contribution à l'étude des dermatoses d'origine
nerveuse*, th. de Lille, 1887, p. 27.

nerveux; c'est ainsi par exemple qu'Auerbach a observé que la lumière du jour provoque des contractions du protoplasme de l'œuf de la grenouille, que sir John Lubbock a vu les fourmis montrer une préférence marquée pour le rouge, etc. Nos observations se distinguent pourtant en ce qu'elles ont

Fig. 2. — Courbes respiratoires chez B. : *a*, les yeux ouverts; — *b*, les yeux fermés. (La ligne ascendante de gauche à droite correspond à l'inspiration; il en est de même sur les tracés suivants).

été faites sur l'homme, sans vivisection, dans des conditions telles que l'on peut distinguer les excitations douloureuses de celles qui ne le sont pas; enfin l'étude des mouvements volontaires à l'aide du dynamomètre et du dynamographe nous a permis de peser en quelque sorte les effets physiologiques d'agents réputés impondérables.

Mais, outre les phénomènes que nous venons

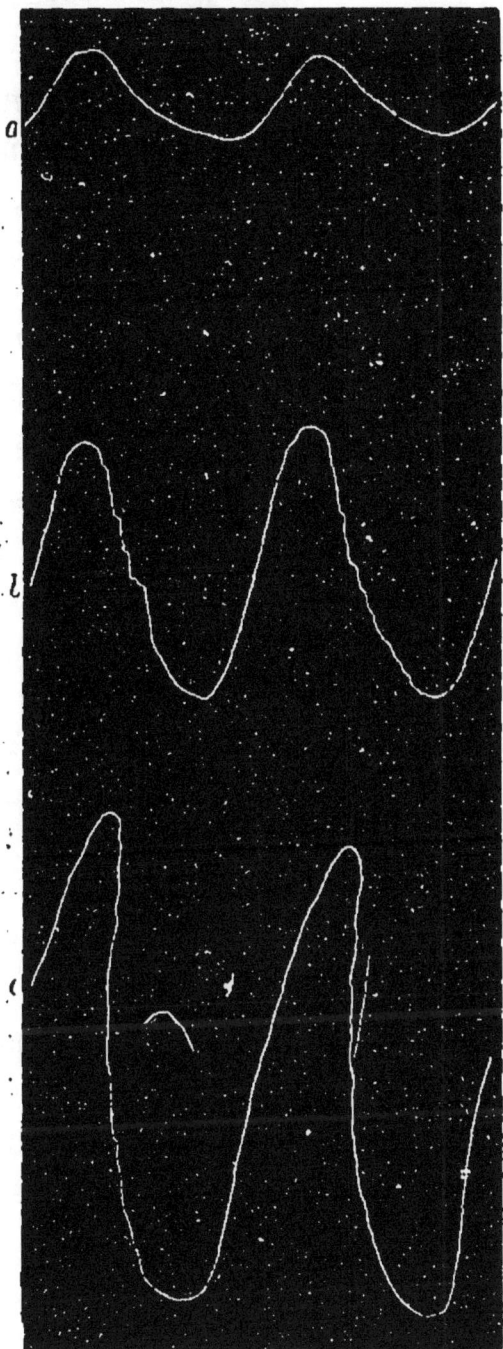

Fig. 3. — Courbes respiratoires chez L. : *a*, avec l'éclairage jaune ; — *b*, avec l'éclairage vert ; — *c*, avec l'éclairage rouge.

de passer en revue, il s'en produit encore d'autres
qui concordent avec les premiers et viennent confirmer leur réalité. Moleschott a vu que la proportion d'acide carbonique exhalé s'accroît sous l'influence de la lumière; et on a mieux vu depuis que
les combustions organiques diminuent très considérablement pendant le sommeil (Pettenkofer, Voit, etc.).
Mais ce ne sont pas seulement les phénomènes chi-
miques de la respiration qui sont modifiés par les
excitations périphériques ou par les représentations
mentales, par les émotions; ce sont aussi ses actes
mécaniques. On peut voir sur les figures, reprodui-
sant deux courbes respiratoires prises sur le même
sujet, sans que l'instrument soit déplacé, l'une à
l'état normal et l'autre dans l'obscurité, que l'absence
d'excitation lumineuse détermine un abaissement
considérable de la courbe respiratoire (fig. 2). La
comparaison des deux courbes totales montre que
dans l'obscurité la respiration plus superficielle est
plus fréquente dans la proportion de 16 p. 100. Sur
un autre sujet de la même catégorie, nous voyons
que, sous l'influence des excitations colorées, la
hauteur des ondulations respiratoires et leur fréquence offrent des différences remarquables (fig. 3) :
avec le jaune 19 respirations par minute, avec le
vert 17, avec le rouge seulement 15, et la hauteur
des inspirations croît à mesure que leur nombre
diminue. Sur un autre sujet (fig. 4), nous voyons
les respirations varier de 18 à 17, à 19 par minute
sous l'influence de la lumière solaire (temps bru-
meux), de la lumière rouge et de la lumière bleue,

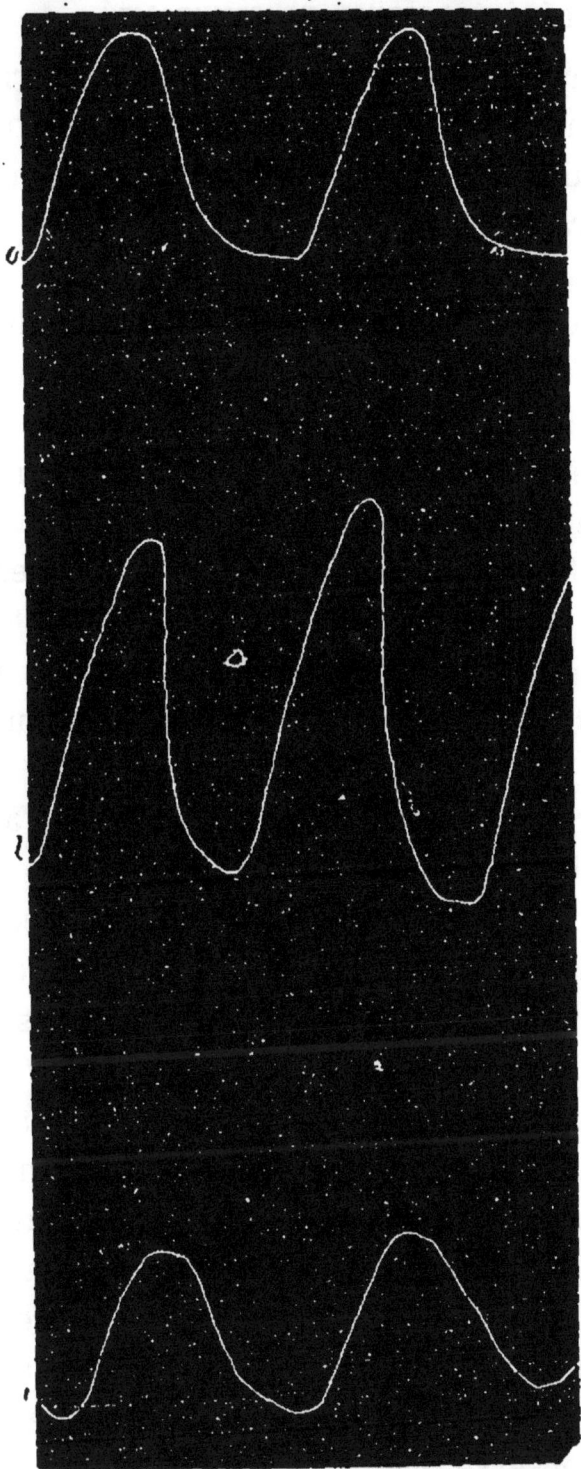

Fig. 1. — Courbes de la respiration chez C. : *a*, à l'état normal ; — *b*, à l'éclairage rouge ; — *c*, à l'éclairage bleu.

et les inspirations présenter des hauteurs variables
et concordantes. Ces différences sont en concordance parfaite avec les tracés dynamographiques et
pléthismographiques que nous avons publiés antérieurement.

Ces résultats expérimentaux, relatifs à l'influence
de la lumière et de l'obscurité sur les phénomènes
respiratoires, méritent d'être rapprochés des observations cliniques sur les dyspnées et en particulier
sur l'asthme spasmodique, dont les accès apparaissent
en général la nuit et sont quelquefois soulagés par
l'action de la lumière vive : Laënnec [1] avait déjà
signalé un fait de ce genre dans lequel les accès
d'asthme étaient atténués lorsqu'on rallumait les
lampes.

Ces observations, jointes à celles que nous avons
faites précédemment sur les réactions dynamiques et
pléthismographiques, corroborent en les précisant
les remarques de Ponza, qui a signalé les effets divers
des divers rayons colorés sur les phénomènes psychiques.

Les excitations de tous les autres sens déterminent des effets analogues, mais variables suivant leur
intensité. Les sensations agréables s'accompagnent
d'une grande liberté des mouvements respiratoires
qui sont plus amples; aux sensations désagréables
au contraire correspond une contraction de la poi-
trine avec serrement à la gorge. La physiologie expérimentale a observé d'ailleurs ces effets divers à la

---

1. *Traité de l'auscultation médiate*, Asthme spasmodique.

suite d'excitations directes à l'écorce du cerveau :
Bochefontaine et M. Lépine ont noté l'accélération
respiratoire, tandis que MM. Danilewsky et Ch.
Richet ont vu le ralentissement quelquefois suivi
d'arrêt. Les expériences de M. François Franck sont
surtout intéressantes à cet égard, car il a distingué
que, chez le chien, les excitations de la circonvolution marginale antérieure sont accélératrices, suivant
qu'elles sont modérées ou plus fortes [1].

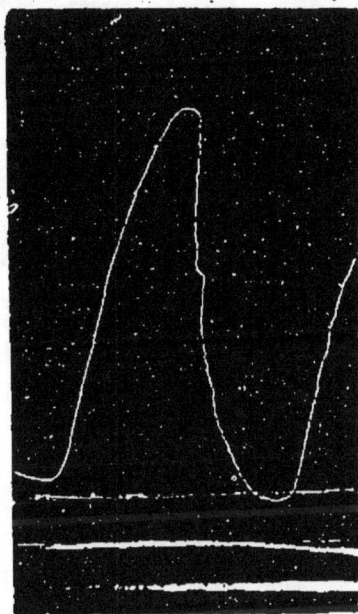

Fig. 5. — Courbe de la respiration chez C., sous l'influence de l'éclairage
rouge. La ligne de descente représentant l'expiration est légèrement
tremblée.

Lorsque l'excitation est très forte sans être dou-
loureuse et qu'il en résulte une émotion qui se trahit
sur le visage par une expression de satisfaction, l'expiration devient trémulante (fig. 3 et 5), ébauchant
le type expiratoire qui caractérise le rire (fig. 6).

1. François Franck , *Leçons sur les fonctions motrices du
cerveau.* 1887, p. 140.

V.—Jusqu'à présent nous avons été moins heureux avec l'étude du pouls et des battements du cœur, les sujets qui présentaient les actions dynamiques les plus nettes étant des femmes à impulsion cardiaque

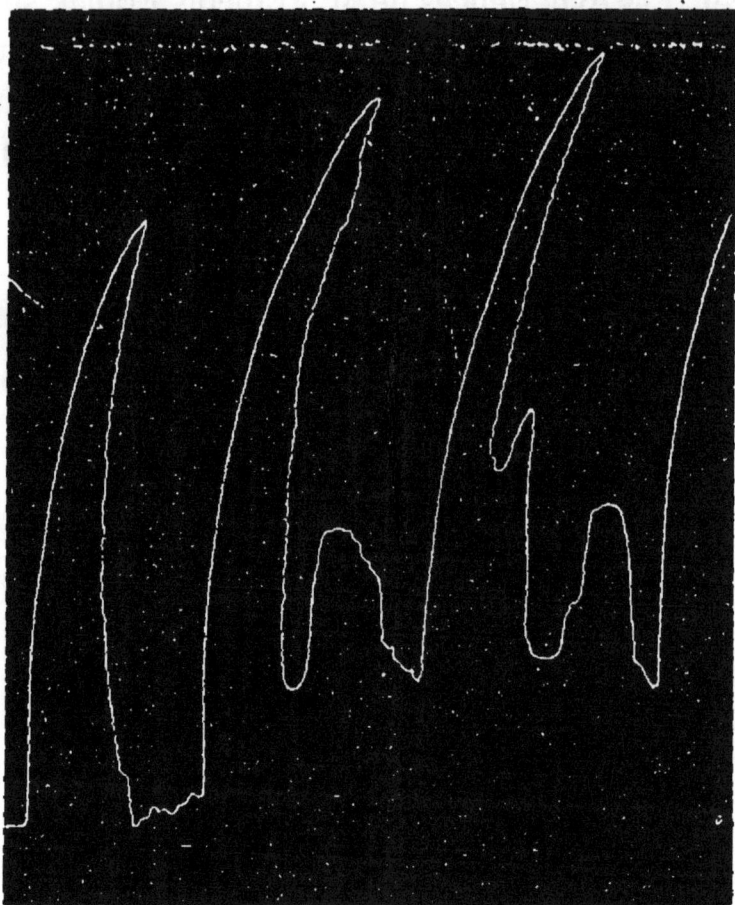

Fig. 6. — Mouvements d'expansion et de rétraction du thorax pendant le rire.

faible et chargées de graisse, sur lesquelles les appareils à transmission ne donnent que des résultats peu nets ; cependant nous avons obtenu quelques tracés qui, si mauvais qu'ils soient, sont assez significatifs : on voit par exemple (fig. 7) très clairement sur un de nos tracés l'influence d'une excitation

rouge sur le pouls qui augmente d'ampleur et
diminue de fréquence; tandis que, sous l'influence
de l'obscurité, il s'affaiblit à tel point que le tracé
ne montre plus aucune oscillation (fig. 8). Cet affai-

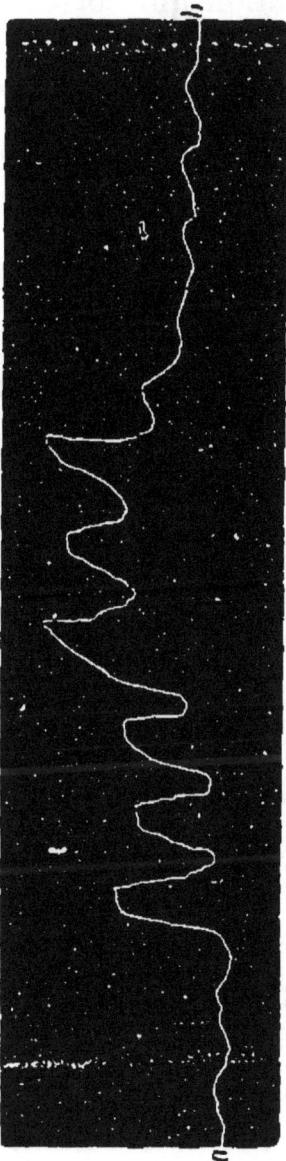

Fig. 7. — Modification du pouls huméral (*a-b*), sous l'influence d'une excitation par la lumière rouge.

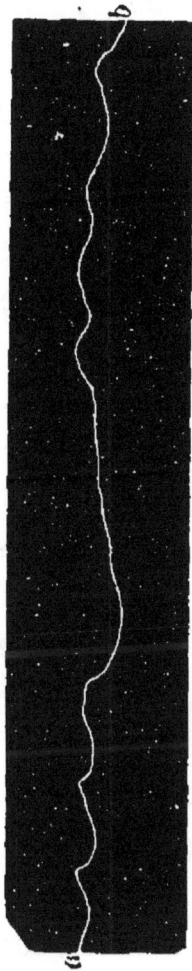

Fig. 8. — Modification du pouls huméral sous l'influence de l'obscurité (*a-b*).

blissement du pouls se retrouve en conséquence de
certaines excitations pénibles de la vue, de l'ouïe,
de l'odorat. Le sphygmographe, comme le pléthismo-

graphe, nous montre les irritations excitantes aboutissant en fin de compte à des émotions agréables qui se traduisent physiologiquement par un état d'érection de l'organisme, tandis que les irritations excessives ou le défaut d'excitation qui correspondent à des émotions pénibles se traduisent par un état de flaccidité; l'érection et la flaccidité sont d'ailleurs en rapport avec des modifications dynamiques que nous avons passées en revue précédemment.

L'examen du cœur sous l'influence des irritations périphériques concorde avec l'examen du pouls. Les résultats fournis par le cardiographe sont en parfaite harmonie avec ceux que donne le sphygmographe; nous voyons l'impulsion cardiaque augmenter ou diminuer comme l'impulsion artérielle.

Les changements vasculaires qui accompagnent les émotions se traduisent non seulement par des variations de volume des membres, mais encore par des modifications importantes, et appréciables à simple vue, de la circulation de l'orbite : dans les émotions agréables ou sthéniques on observe une projection du globe de l'œil, tandis qu'il se produit au contraire une rétraction dans les émotions pénibles. Cette condition physiologique est particulièrement intéressante, car la projection et la rétraction de l'œil résultent de modifications de la circulation de l'artère ophtalmique, dont l'origine commune avec les plus importantes artères du cerveau est située dans le crâne, de sorte qu'elle peut servir de témoin de l'état de la circulation encéphalique.

On sait d'autre part que les émotions agréables s'accompagnent d'une exagération de la sécrétion salivaire, tandis que la sécheresse de la bouche s'observe dans les émotions pénibles. Or les expériences de Bochefontaine et d'Albertoni ont montré que, sous l'influence des excitations modérées de l'écorce cérébrale, il se fait une hypersécrétion salivaire.

Les émotions agréables coïncident encore avec une augmentation de la sécrétion du suc gastrique et une augmentation corrélative des fonctions de nutrition. Les émotions pénibles au contraire altèrent en sens inverse la sécrétion gastrique. On sait que les états mélancoliques prolongés s'accompagnent de troubles digestifs marqués. La vésanie connue sous le nom de folie à double forme, ou circulaire, constituée par des périodes alternantes d'excitation et de dépression, s'accompagne de troubles corrélatifs de la nutrition. Les émotions, comme le travail intellectuel, augmentent aussi la sécrétion sudorale et la sécrétion urinaire.

Dans certaines conditions de sécheresse de la peau, il se produit, sous l'influence d'excitations périphériques ou d'émotions, des modifications de tension électrique qui mériteront de fixer l'attention, car elles seront peut-être capables de donner la clef des phénomènes d'électivité, de transfert, d'action à distance, dont on se rend difficilement compte aujourd'hui [1].

---

1. Ch. Féré, *Note sur des modifications de la tension électrique dans le corps humain* (*Bull. Soc. Biol.*, 1888, p. 28).

On pourrait croire que c'est le cœur qui dans tous ces phénomènes domine la situation, en modifiant l'afflux sanguin à la périphérie et par suite la sensibilité, la motilité et les sécrétions. Cependant quelques faits semblent indiquer que l'organe central de la circulation n'est pas le seul à jouer un rôle dans ces modifications dynamiques. Nous avons vu en effet [1] que les excitations unilatérales ont une action initiale et prédominante sur les phénomènes vasculaires et dynamiques du même côté. Il est donc à présumer que l'innervation du cœur n'est pas la seule qui entre en jeu, mais que le sympathique et les vaso-moteurs ont leur part dans ce complexus phénoménal. Nous rappellerons à ce propos que, chez les animaux, la section du sympathique produit des effets que l'on peut rapprocher de ceux que nous avons déterminés chez l'homme par des excitations périphériques. Cl. Bernard a vu qu'à la suite de la section du sympathique au cou, l'oreille devient plus chaude, plus sensible; les réactions, soit réflexes, soit volontaires, produites par le pincement, sont plus marquées de ce côté; et M. Brown-Séquard a vu que dans cette circonstance la température du cerveau augmente en même temps que celle des parties périphériques [2]; et, fait qui n'est pas sans intérêt, le même auteur a observé que, chez le lapin, la suspension la tête en bas, c'est-à-dire la congestion mécanique et artificielle, produit

---

1. *Sensation et Mouvement*, passim.
2. *Bull. Soc. biol.*, 1853, p. 94.

les mêmes effets que la section du grand sympathique [1].

VI. — J'ai eu occasion déjà de signaler les réactions motrices, les mouvements involontaires qui

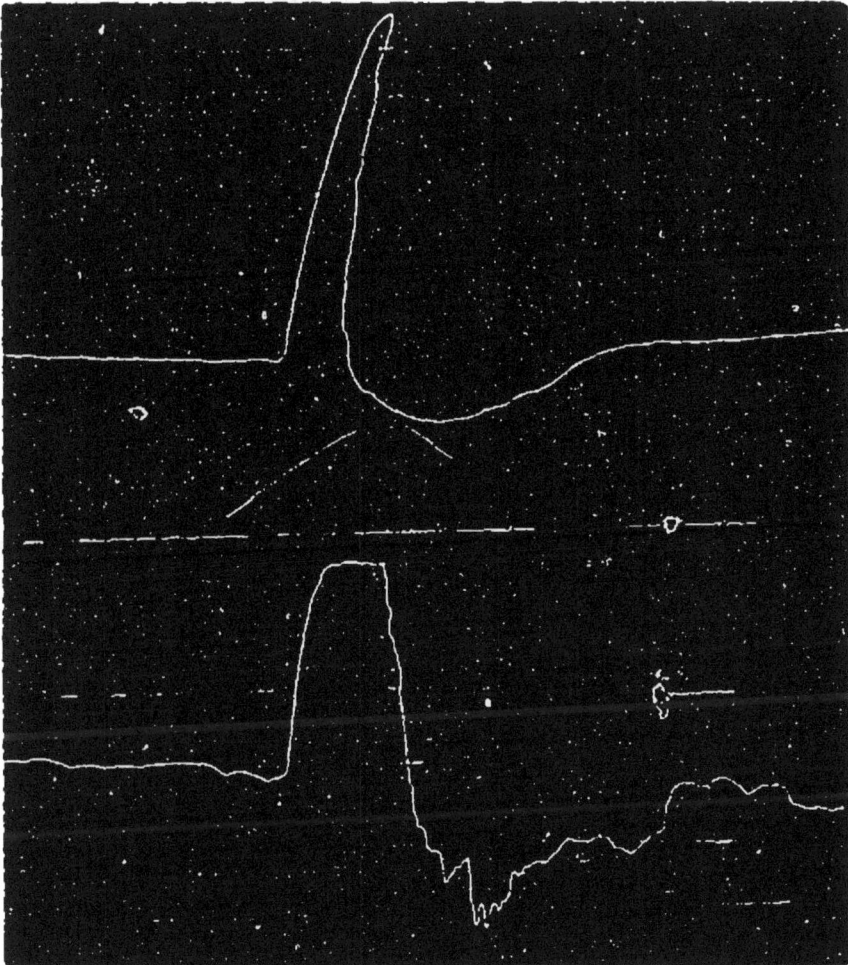

Fig. 9. — Réaction musculaire chez G., sous l'influence d'une courte excitation par le musc. *a*, courbe de l'extenseur commun de l'avant-bras droit; — *b*, courbe du long péronier latéral du même côté.

se produisent dans les muscles des membres sous l'influence des excitations périphériques portant sur

- 1. *C. R. Ac. des sciences*, 1854, t. XXXVIII, p. 117.

les organes des sens [1]. Ces mêmes mouvements, conscients ou non suivant leur intensité, se reproduisent aussi à propos des représentations mentales; ils peuvent devenir très violents à propos des émotions vives. Les mouvements de surprise, le tremblement de la peur, de la colère, etc., appartiennent à cet ordre des mouvements réflexes. Ils ont été plus étudiés au point de vue de leur utilité dans l'évolution qu'au point de vue physiologique pur, qui m'a surtout préoccupé dans les quelques expériences nouvelles que j'ai faites.

Lorsque, sur un de ces sujets émotifs que nous avons l'habitude de choisir parce qu'ils ont la propriété d'exagérer des phénomènes moins facilement saisissables sur des sujets normaux, lorsque, sur un hystérique, par exemple, on dispose deux myographes, l'un sur un des muscles de l'avant-bras, le long supinateur, et l'autre sur des muscles de la jambe du même côté, soit sur le jumeau externe; si l'on pratique des excitations sensitivo-sensorielles, on voit qu'il se produit des réactions qui varient avec l'intensité de l'excitation, non seulement par leur étendue, mais encore par leur forme. On peut constater en outre que ces mêmes réactions, qui se produisent tout aussi bien sous l'influence des représentations mentales que sous l'influence d'excitations périphériques, peuvent présenter des différences très considérables suivant qu'on les étudie sur les membres supérieurs et sur les membres inférieurs.

---

1. *Bull. Soc. biol.*, 1885, p. 590. — *Sensation et Mouvement*, p. 70.

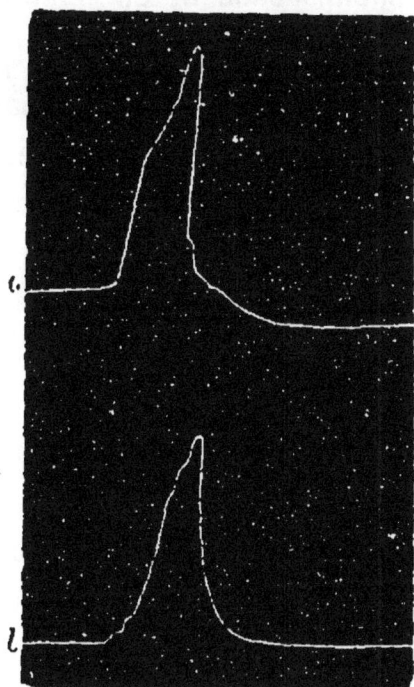

Fig. 10. — Réaction musculaire chez G., sous l'influence d'une courte excitation par le vert. a, tracé du long supinateur droit; — b, tracé du jumeau externe droit.

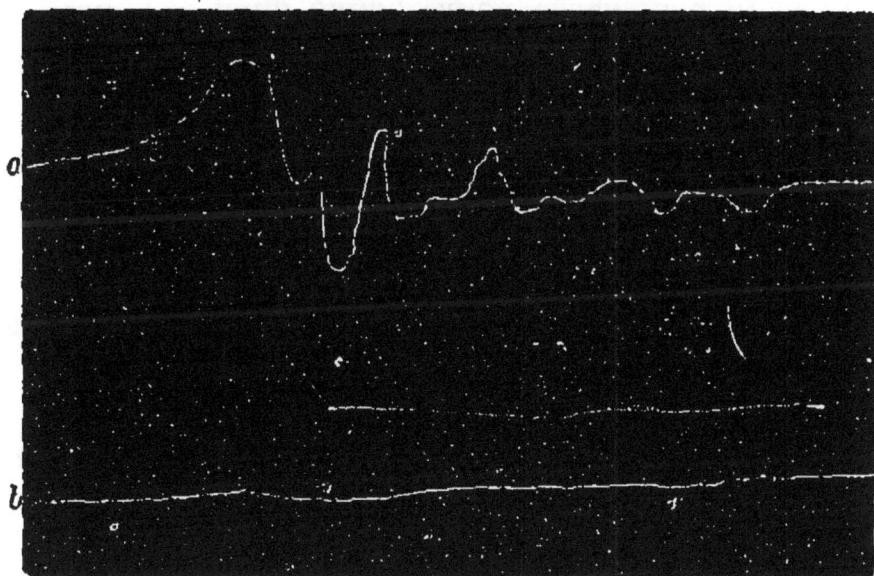

Fig. 11. — Réaction musculaire chez M., sous l'influence d'excitations répétées par le vert. a, courbe du long supinateur; — b, courbe du jumeau externe droit.

Je prends deux sujets inégalement excitables :
chez l'un, la force dynamométrique augmente de
moitié ; chez l'autre, elle augmente seulement d'un
tiers sous l'influence de la même excitation par le
rouge. Ces deux sujets soumis à la même double
épreuve myographique donnent une réaction diffé-
rente : le premier nous montre une élévation des
deux tracés, c'est-à-dire qu'il se produit chez lui
une exagération de tension à la fois dans le long
supinateur et dans le jumeau externe (fig. 10); le
second, au contraire, nous montre une augmentation
de tension dans le même muscle du membre supérieur ; mais il ne se passe rien dans le jumeau externe,
le membre inférieur ne paraît pas prendre part à la
réaction (fig. 11).

Chez les sujets sensibles, les excitations, dont
l'intensité peut varier pour chaque sujet, qui provoquent une sensation agréable, se sont toujours
accompagnées d'une augmentation de tension musculaire au moins dans les membres supérieurs
(fig. 12 et 13).

Les excitations pénibles soit par leur intensité,
soit par leur brusquerie, provoquent, suivant leur
degré de souffrance qu'on ne peut malheureusement
mesurer que par les expressions des sujets, des
effets différents. Les émotions simplement désagréables, comme celle qui est provoquée par une
odeur nauséeuse, par une des dernières couleurs
du spectre, par une hallucination plutôt repous-
sante qu'effrayante, s'accompagnent d'une tension musculaire dans les membres supérieurs et

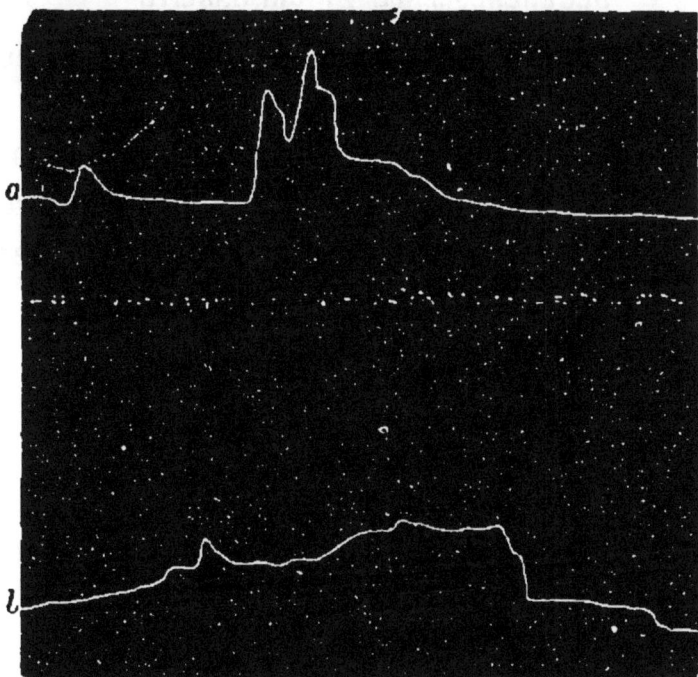

Fig. 12. — Réaction musculaire chez G., sous l'influence d'une hallucination agréable (bel oiseau). *a*, courbe du long supinateur; — *b*, courbe du jumeau externe.

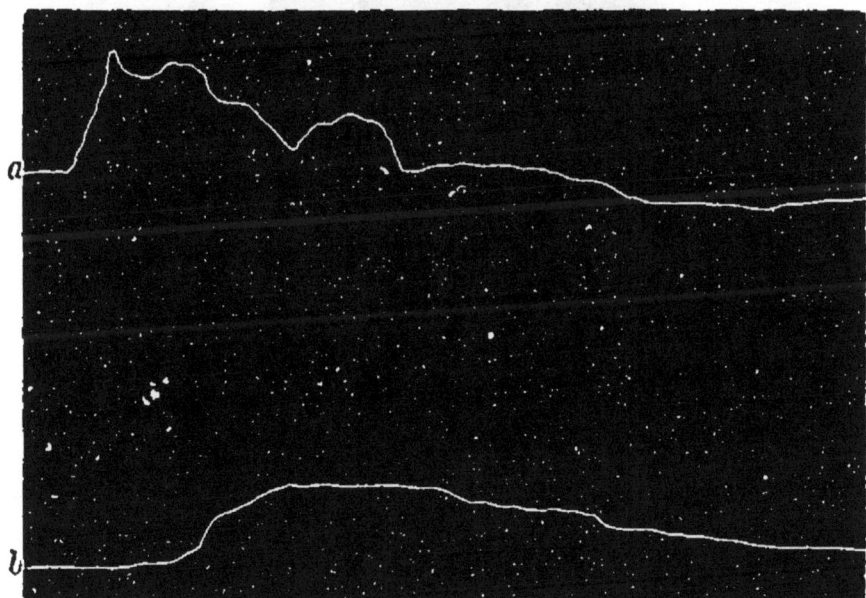

Fig. 13. — Réaction musculaire chez C., sous l'influence d'une hallucination agréable (belle étoffe verte). *a*, courbe du long supinateur; — *b*, courbe du jumeau externe.

d'un relâchement dans ceux du membre inférieur
(fig. 14 et 15).

Les émotions décidément pénibles, surtout lorsqu'elles sont brusques, s'accompagnent au contraire
d'un relâchement simultané dans les deux mem-

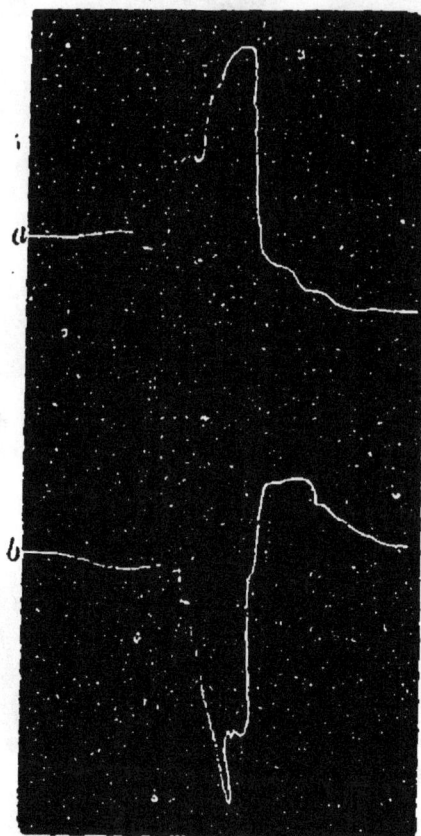

Fig. 14. — Réaction musculaire chez B , sous l'influence d'une hallucination pénible (un hibou sur la fenêtre). — a, courbe du long supinateur;
— b, courbe du jumeau externe.

bres (fig. 16). J'ai constaté chez un sujet que, sous
l'influence d'une excitation pénible, il se produisait
une dépression du pouls qui ne se trahissait plus
sur le tracé par aucune oscillation.

Certaines émotions qui peuvent être rangées parmi
les émotions toniques s'accompagnent quelquefois

de réactions musculaires contradictoires. Les sensations et les émotions qui s'accompagnent d'une
tension générale avec augmentation de volume, d'un

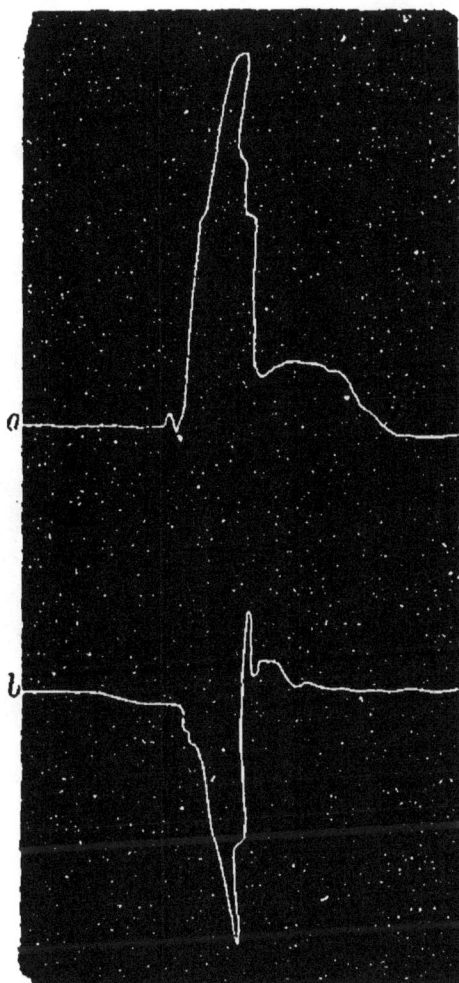

Fig. 15. — Réaction musculaire chez W., sous l'influence d'une hallucination pénible (un hibou sur la fenêtre). a, courbe du long supinateur ;
— b, courbe du jumeau externe.

accroissement de la force dynamométrique et de la
sensibilité, finissent par se trahir sur la physionomie,
et le rire éclate dans ces conditions. Les deux myographes enregistrent une augmentation de tension
à la fois dans le membre inférieur, tension qui

2.

cependant finit par diminuer dans le membre inférieur, si l'on continue l'expérience. J'ai observé plusieurs fois que, lorsque je provoquais d'emblée le
rire par une idée ou une hallucination ridicule, il se.

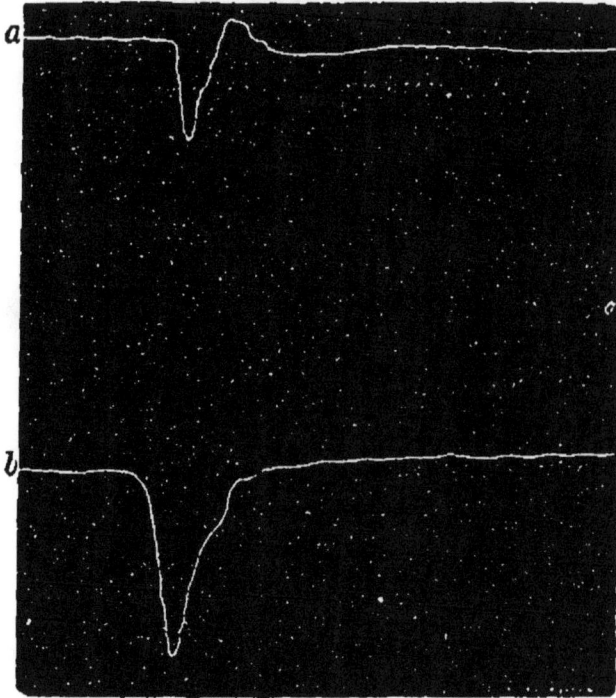

Fig. 16. — Réaction musculaire chez B., à l'apparition brusque et ins-
tantanée d'un spectre. *a*, courbe du long supinateur; — *b*, courbe du
jumeau externe.

produisait primitivement un relâchement dans le
membre inférieur. Il semble qu'il y ait alors dans
la réaction quelque chose de contradictoire, tout
comme dans l'impression qui la détermine; mais
en réalité on arrive primitivement au même phénomène qui se produit secondairement lorsque le rire
est amené d'une façon graduelle. La même différence peut s'observer dans la colère suivant la façon
dont on la produit, et il est facile chez les hypno-

tiques d'obtenir les plus grandes variétés d'émotions sincères de ce genre. La peur présente les mêmes différences suivant son intensité (fig. 17, 18, 20).

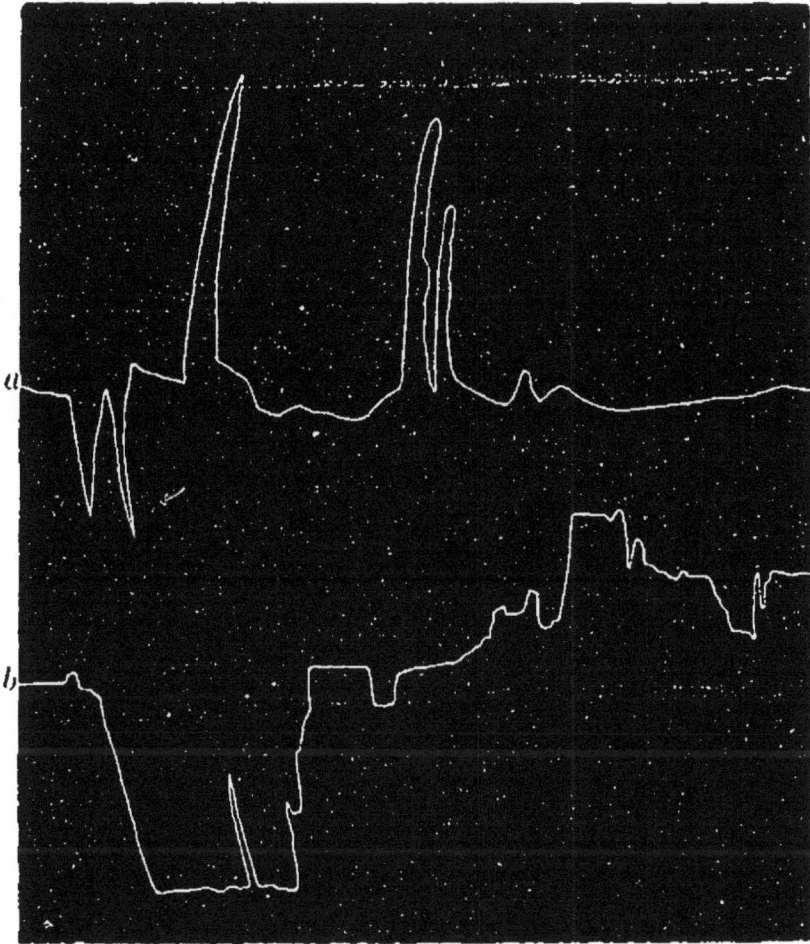

Fig. 17. — Réaction musculaire chez A., sous l'influence de la peur d'un spectre qui s'avance sur elle. *a*, courbe du long supinateur; *b*, courbe du jumeau externe.

La prédominance de réaction dans les membres supérieurs me paraît concorder avec le fait observé par M. Mosso, à savoir que, sous l'influence de l'activité psychique, même chez un individu sain, il se produit une augmentation de poids de l'extrémité céphalique du corps [1].

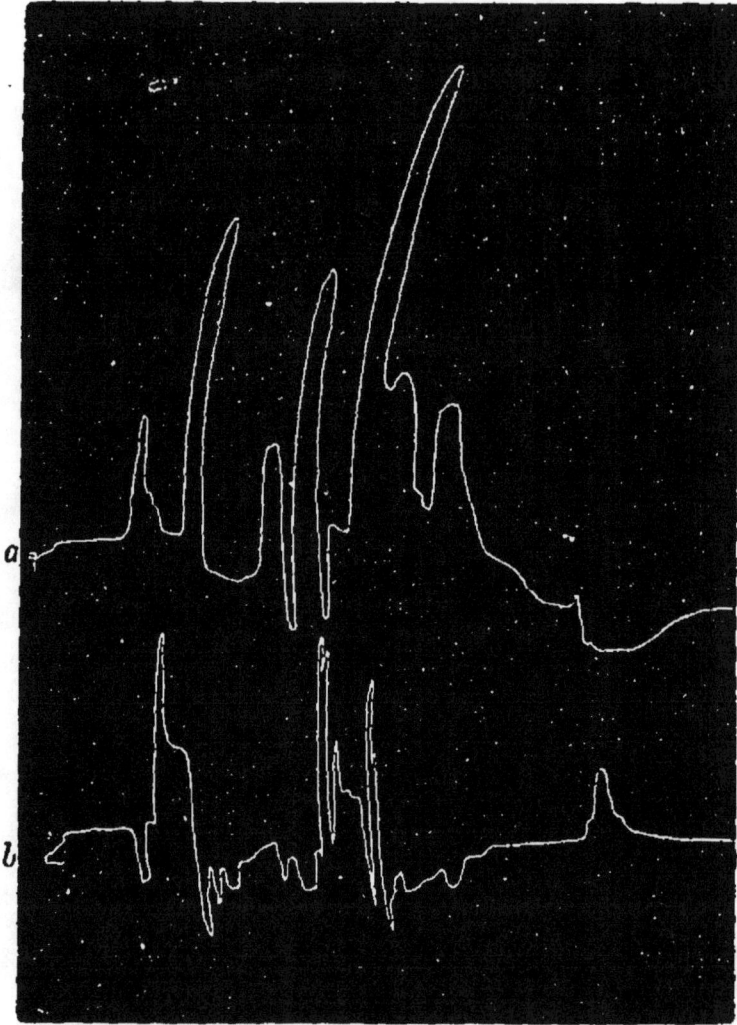

Fig. 18. — Réaction musculaire chez C., sous l'influence de la vue d'un serpent. *a*, courbe du long supinateur; — *b*, courbe du jumeau externe.

La diminution de tension musculaire qui se manifeste tout d'abord dans les membres inférieurs, sous

[1]. J'ai déjà fait remarquer que cette expérience ne démontre pas, comme le croit M. Mosso, que ce soit le cerveau seul qui augmente de poids (*Sensation et Mouvement*, p. 102 et suivantes).

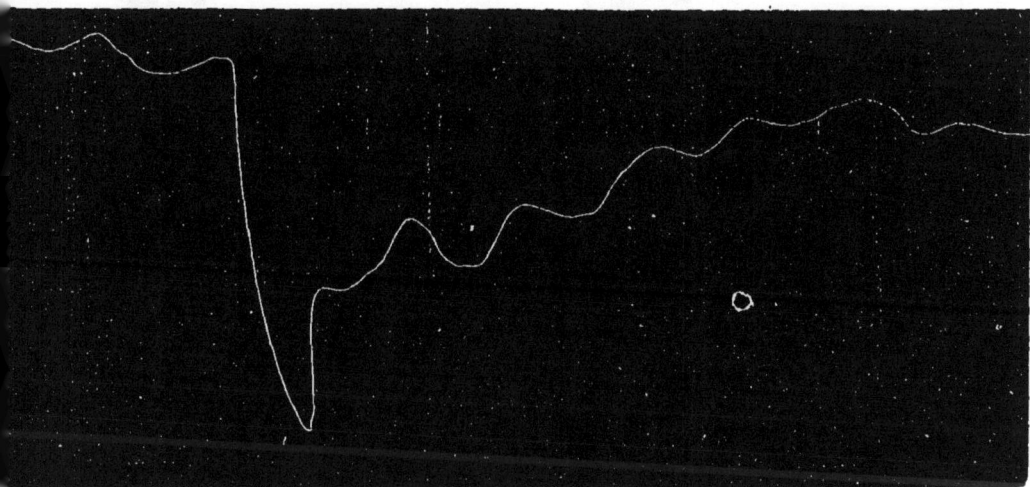

Fig. 10. — Dépression du volume de l'avant-bras et de la main droite sous l'influence de la peur.

l'influence des excitations brusques et pénibles, concorde avec ce fait que, dans les émotions violentes,
un des symptômes les plus fréquemment observés,
c'est le relâchement des muscles des membres inférieurs et des sphincters. Néanmoins, le relâchement
musculaire (fig. 15, 16, 17 b) et la diminution de
volume (fig. 13) que l'on peut observer aux membres
supérieurs dans quelques circonstances, montrent
bien que la dépression qui appartient aux émotions
pénibles est un point général.

Les quelques faits que nous venons de rapporter
montrent que les émotions, suivant leur intensité en
rapport beaucoup moins avec la qualité et la quantité de l'excitant qu'avec la constitution du sujet,
peuvent déterminer des effets inverses [1]. L'observation n'est pas d'ailleurs nouvelle. « Tantôt la peur
nous met des ailes aux talons, dit Montaigne, tantôt
elle nous cloue les pieds au sol et les entrave. » On
peut dire toutefois que le relâchement musculaire et
la diminution de volume des membres (fig. 19)
appartiennent d'une manière générale aux émotions
pénibles, tandis que les phénomènes inverses appartiennent aux émotions agréables [2].

1. Alibert, *Physiologie des passions*. 3e éd., t. I, p. 157, 158.
2. Il n'est pas sans intérêt de relever que bien avant que
les physiologistes aient songé à enregistrer les conditions
physiologiques des émotions, elles avaient trouvé des for-
mules d'une exactitude remarquable dans le langage. Il
semble que les observations unanimes des hommes soient
capables de déceler les phénomènes les plus délicats avec la
même précision que les instruments les plus perfectionnés.
Certaines expressions, comme : enflé par l'espérance, gonflé,
bouffi d'orgueil, traduisent l'augmentation de volume qui

Dans son livre, où il est beaucoup plus question des émotions en général que de la peur en particulier, M. Mosso [1] n'a peut-être pas tenu assez compte de cette variété.

Dans les émotions très violentes et surtout prolongées, colère, peur, joie extrême, les muscles, au lieu de présenter une simple modification de tension, s'animent de véritables convulsions qui se manifestent tout aussi bien dans le membre inférieur que dans le membre supérieur, avec cette différence pourtant que, dans le membre supérieur, il se produit une augmentation générale de tension, tandis que dans le membre inférieur c'est le relâchement qui domine.

Cette convulsion générale qui se produit sous l'influence des émotions vives peut nous faire comprendre comment ces émotions sont capables de déterminer la manifestation des affections spasmodiques ou convulsives, épilepsie, chorée, tics, hystérie, paralysie agitante, etc., chez les individus

existe réellement dans ces états psychiques; d'autres expressions qui ont trait à la température, comme : enflammé de désir, échauffé par la colère, et dont l'exactitude n'a pas encore été vérifiée expérimentalement, concordent parfaitement avec ce que nous savons de l'état de la circulation dans ces émotions. Les expressions figurées qui s'appliquent aux différents degrés de la crainte sont particulièrement frappantes d'exactitude : on dit rouge de honte, de pudeur; glacé ne s'accorde qu'avec les degrés les plus dépressifs de cette émotion : glacé d'horreur, d'effroi, d'épouvante. Celui qui entreprendrait une étude scientifique des tropes dans les différentes langues, et en particulier des métaphores, ferait un travail des plus intéressants.

1. Mosso, *la Peur* (Bibl. de phil. contemp.), 1886.

prédisposés : le tremblement émotionnel sert en quelque sorte d'amorce au spasme morbide en puissance [1]. Quelques sujets exceptionnellement sensibles ont des attaques épileptiques ou hystériques sous l'influence d'une simple excitation sensorielle, même légère : une odeur désagréable [2].

VII. — Les émotions vives ne se manifestent que chez les individus particulièrement prédisposés; là peur par exemple, qui varie du soupçon jusqu'à la terreur, ne se montre guère à ses degrés extrêmes que chez des sujets dont la faiblesse physique [3] s'est trahie dès l'enfance par une susceptibilité spéciale: et on peut en dire autant des autres émotions violentes. En raison des activités qui constituent les conditions physiologiques des émotions sthéniques, elles deviennent chaque fois qu'elles se reproduisent une nouvelle cause d'épuisement, qui ne fait qu'accentuer la dégénérescence organique et la prédisposition émotionnelle. C'est encore en raison de ces conditions physiologiques que les émotions les plus toniques sont les moins durables et suivies de dépressions proportionnelles, qui correspondent

1. On peut prendre une idée de la valeur étiologique des émotions morales dans les affections convulsives par l'exemple suivant : chez 140 épileptiques de mon service, la peur a déterminé le premier accès chez 23 individus affectés d'ailleurs d'une prédisposition congénitale. Les autres émotions paraissent jouer un rôle moins actif.

2. Lichtwitz, *Recherches cliniques sur les anesthésies hystériques des muqueuses et de quelques organes des sens et sur les zones hystérogènes des muqueuses.* Th. de Bordeaux, 1887.

3. Descuret, *la Médecine des passions*, 3e édit., 1860, t. II, p. 62.

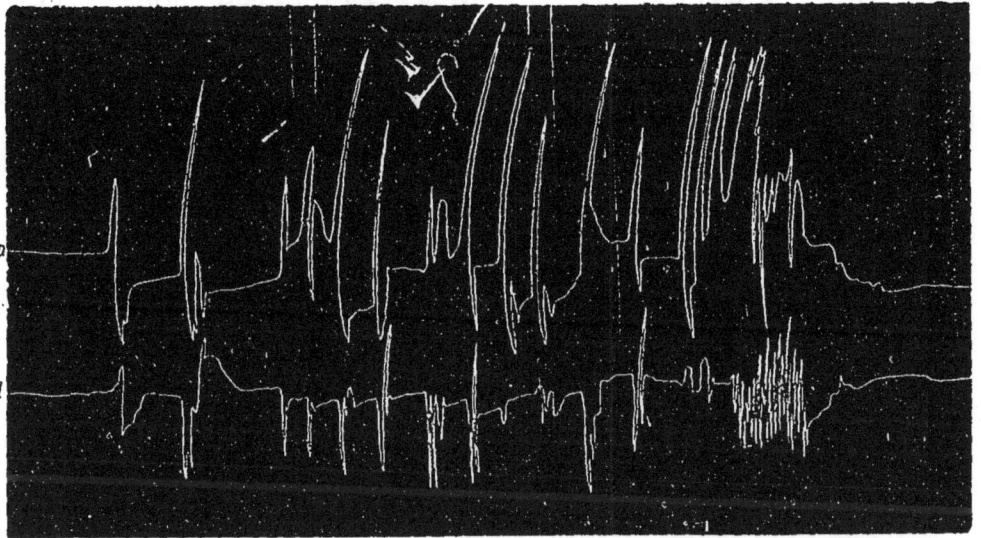

Fig. 20. — Réactions musculaires chez G., sous l'influence de la peur d'un crapaud placé devant elle qui ne peut fuir. *a*, courbe du long supinateur; — *b*, courbe du jumeau externe.

à des états émotionnels asthéniques, d'autant plus accentués et plus prolongés qu'ils se sont plus souvent reproduits, et nécessitant des excitations de plus en plus énergiques.

Les modifications physiologiques qui se produisent sous l'influence des irritations périphériques et accompagnent chaque changement d'état émotionnel varient avec l'intensité de l'irritation, c'est-à-dire que telle irritation qui produit une augmentation des processus vitaux, lorsqu'elle est modérée, pourra, si elle est trop forte, déterminer une décharge se traduisant soit par des mouvements, soit par une sécrétion, soit par une augmentation de chaleur, soit par quelque phénomène psychique ; et cette décharge sera suivie d'une diminution de ces mêmes processus vitaux.

Mais cette différence dans l'effet produit n'existe pas seulement en raison de l'intensité variable de l'irritation, elle peut encore être en rapport avec la tonicité, avec l'irritabilité du sujet au moment où il est soumis à l'irritation. « L'influence des nerfs moteurs, dit Cl. Bernard [1], place toujours les muscles dans un état opposé à celui dans lequel ils sont au moment de l'excitation. » On peut en dire autant de l'influence du système nerveux en général sur l'organisme entier. Nous en avons un exemple dans le phénomène que nous avons décrit avec M. Binet sous le nom de « polarisation psychique [2] », et dans

---

1. Cl. Bernard, *Leçons sur la physiologie et la pathologie du système nerveux*, t. I., p. 374.
2. *Revue philosophique*, avril 1885.

lequel une excitation périphérique par l'aimant ou
par tout autre excitant détermine un changement
de tonalité, entraînant une telle modification de la
sensibilité qu'une couleur peut être sentie comme
sa complémentaire, et qu'une émotion se transforme
en une émotion opposée. Ces sensations et ces
émotions complémentaires peuvent être objecti-
vées par l'étude des conditions physiologiques que
nous venons de passer en revue, et qui servent de
contrôle à la réalité du phénomène. J'avais déjà [1]
constaté expérimentalement les modifications de
l'activité volontaire qui accompagnent la polarisation; l'étude des mouvements réflexes et de la tonicité musculaire, de la circulation et de la respiration n'a fait que confirmer les premières recherches [2].

Les conditions physiologiques des émotions que
nous venons d'étudier permettent de comprendre
comment chaque modification émotionnelle influe

1. *Revue philosophique*, octobre 1885 : *Sensation et mouvement*, p. 51.
2. Le phénomène de la polarisation psychique a été retrouvé
depuis par MM. Bianchi et Sommer (*Archivio di psichiatria*,
1886, t. VII, fasc. IV, p. 387; — *Revue philosophique*, février 1887)
et par MM. Raggi, Stefanini, et Rainaldi. Les expériences qui
ont été faites devant l'association médicale italienne de Pavie
(*Semaine médicale*, 1887, 5 octobre) n'ont pas réussi et ne
devaient pas réussir, par la simple raison qu'on en a fait
plusieurs coup sur coup, et que le résultat devait être troublé
par le phénomène des oscillations consécutives. Voir Binet
et Féré, *le Transfert psychique* (*Revue philosophique*, janvier
1885, et *le Magnétisme animal*, 2e éd., 1888). — Ces phénomènes
ont fait le sujet d'applications intéressantes à la médecine
mentale (Raggi, *Fenomeni di contrasto psichico in un alienato*
[*Arch. ital. per le malattie nervose*, 7 septembre 1887]; Venturi Silvio e Venturi Domenico, *Dell' azione della calamita
sulle idee fisse morbose* [*Giorn. di neuropatologia*, febr. 1887]).

sur la sensation, et par conséquent sur tous les phénomènes psychiques qui sont influencés à des degrés variables suivant l'irritabilité de l'individu aussi bien par les ingesta que par les circumfusa [1].

Comme nous l'avons fait remarquer, ces conditions sont surtout faciles à mettre en évidence chez une catégorie particulière de névropathes, les hystériques; et on pourrait presque dire que les manifestations exagérées que nous avons pris à tâche d'étudier constituent autant de caractères de la maladie : chez un hystérique mâle qui est entré dans mon service avec des troubles sensitivo-sensoriels et moteurs prédominants à gauche, j'ai pu constater un certain nombre des réactions que nous venons de considérer, et elles ont disparu en même temps que les autres symptômes de la maladie. Du reste, il est certain que d'une manière générale les réactions que nous avons eu occasion de signaler chez les hystériques sont plus marquées du côté où la maladie prédomine, c'est-à-dire du côté le plus anesthésique et le plus amyosthénique. Il est facile de constater chez un grand nombre de ces sujets que les phénomènes vaso-moteurs qui accompagnent les émotions, la rougeur surtout, se manifestent d'une manière plus évidente de ce côté.

Personne ne peut plus douter aujourd'hui que les

1. Il n'est pas sans intérêt de rapprocher des faits physiologiques qui précèdent le postulat sur lequel Spinoza fonde sa genèse des passions : « Le corps humain peut être affecté de plusieurs modifications par lesquelles sa *puissance d'agir* est augmentée ou diminuée, et aussi d'autres modifications qui ne rendent sa puissance d'agir ni plus grande ni plus petite. »

hystériques ne soient soumis aux lois communes; leur excitabilité particulière. ne fait que grossir les phénomènes physiologiques normaux, et on doit considérer que non seulement les individus qui présentent des états morbides voisins sont susceptibles d'offrir les mêmes réactions, mais que tous les hommes les présentent à un certain degré qui échappe souvent à nos moyens d'investigation encore imparfaits. Toutefois il est certain que les réactions violentes et explosives, et le besoin permanent d'excitation, qui résultent soit de la débilité native, soit de l'affaiblissement consécutif aux décharges nerveuses, c'est-à-dire en somme les conditions physiologiques du crime, soient plus fréquentes chez les individus doués de la faiblesse irritable, chez cette catégorie d'individus que l'on désigne communément depuis Morel sous le nom de dégénérés.

La physiologie peut, à notre avis, permettre d'établir théoriquement la relation qui existe entre la maladie et le crime. Nous aurons à rechercher si cette relation ne peut pas s'appuyer sur d'autres preuves.

Du reste un certain nombre d'observations indiquent que l'on peut retrouver chez des criminels des caractères physiologiques trahissant cette faiblesse irritable. A côté des troubles de la sensibilité si fréquents chez les criminels, M. Marro[1] a noté la fréquence de l'exagération des réflexes. Le caractère

1. *I caratteri dei delinquenti*, 1887.

« déchargeant » des réflexes cérébraux chez quelques criminels a permis à M. Lombroso de rapprocher la criminalité des « états épileptoïdes »; il s'en
faut cependant que tous les crimes se présentent
sous la forme d'impulsion : bien plus souvent ils
sont précédés d'une longue incubation qui a surtout pour condition une certaine misère physiologique.

CHAPITRE PREMIER

LA SOLIDARITÉ ET LE DROIT DE PUNIR

Une société ne peut avoir pour base durable que
la solidarité, c'est-à-dire une sorte d'assurance mutuelle garantissant à chacun la sécurité de sa personne et de ses produits ou de ses biens, et une
liberté n'ayant d'autre limite que l'utilité générale.
Cette solidarité, ce contrat tacite d'assurance, qui ne
repose pas sur des conventions préalables, mais
s'est imposé peu à peu comme une nécessité, a pour
but essentiel la protection de chaque membre de
l'association, à condition qu'il concoure pour sa part
à la sécurité commune; elle devient plus nécessaire
à mesure que la civilisation se développe, parce
qu'en même temps que les besoins de l'homme deviennent plus multipliés et plus divers, sa production se spécialise par la division du travail et devient
incapable de satisfaire tous ses appétits.

Dans les sociétés primitives, la multiplicité des
risques, tant à l'extérieur qu'à l'intérieur, rendait
très difficile la fonction de protection, qui était sou-

vent aléatoire et inefficace, d'autant plus que les membres de l'association ne comprenaient pas distinctement que la prospérité de l'un pouvait servir à celle des autres. Lorsque les seules sources de matières à satisfaction étaient la chasse et la guerre, chaque associé avait intérêt à ce que le butin fût divisé en moins de parts possible, et la vie d'un homme pouvait être considérée comme de peu de valeur lorsqu'il n'était qu'un consommateur; le vol d'objets surabondants et pour ainsi dire communs pouvait n'être pas considéré comme répréhensible. Dans nos sociétés actuelles, qui ne vivent plus de la récolte plus ou moins brutale de produits spontanés de la terre, mais des produits du travail humain, l'homme doit être considéré à la fois comme producteur et comme consommateur; l'intérêt de chacun est dans la sécurité du travail du plus grand nombre, seule condition qui soit capable d'augmenter la quantité des produits, et par conséquent de les rendre plus accessibles à tous. A cette différence entre les sociétés qui avaient pour base la rapine et celles qui ont pour base le travail devrait correspondre une différence dans la manière de comprendre la fonction de protection. Cette fonction n'a pourtant pas évolué en même temps que les conditions sociales.

Dans les associations barbares, si un individu venait à disparaître, sa mort était bien ressentie comme une perte, mais cette perte affectait moins en tant que perte sociale qu'en tant que malheur privé; et la réparation de ce dommage privé, qui exislait cependant sous forme d'amende, c'est-à-dire de compensation, chez les Grecs des temps homériques et chez les Germains de Tacite, était le plus souvent impossible à obtenir, parce qu'elle intéressait peu les associations.

Cette difficulté de réparation, qui autorisait en quelque sorte la persistance antisociale de la vengeance individuelle, a donné naissance à la nécessité de renforcer les motifs de ne pas nuire. On peut imaginer que c'est sur cette base que s'est fondée l'habitude des représailles qui s'est peu à peu transformée en droit de punir. La sécurité sociale eut dès lors pour rempart la crainte, l'intimidation, produites par la peine, souvent sans proportion avec le dommage.

Le principe d'intimidation comme moyen d'appuyer la morale, c'est-à-dire l'utilité dans le milieu, s'est d'ailleurs bientôt étayé sur une invention née de la peur elle-même, sur l'idée de l'existence d'une divinité capable de récompenser ou de punir ceux que la justice des hommes ne pouvait rémunérer, ou qui échappaient à ses coups.

Lorsque la crainte de Dieu fut devenue le commencement de la sagesse, les chefs, les dépositaires du pouvoir, ne négligèrent rien pour l'exagérer, et il ne manqua pas de bras qui s'armèrent pour l'entretenir. Au nom de la divinité et au nom des puissants qui prétendaient la représenter, l'idée de crime se transforma. On ne considéra plus seulement comme criminel ou délictueux tout acte susceptible de nuire directement ou indirectement à la société ou à un de ses membres, mais tout acte qui était supposé être désapprouvé par la divinité ou qui du moins déplaisait à ses soi-disant mandataires. Peu à peu s'est développée une morale tellement contraire aux lois naturelles, qu'un philosophe a pu accuser la nature d'être immorale.

Cette morale a évolué avec le temps, protégée par la sévérité des peines, qui souvent ne connut aucune borne; tellement qu'à de certaines époques on peut douter s'il y avait de plus grands criminels que les justiciers, qui craignaient moins d'atteindre un innocent que de laisser un crime impuni, comme si le sacrifice d'une victime devait apaiser les dieux. « La pénalité est atroce dans l'âge théocratique, parce qu'elle doit avoir les caractères de l'infini, qu'elle a la prétention de vouloir venger. » (A. du Boys.)

Le principe de l'intimidation qui s'est imposé concentre l'attention sur la peine, si bien qu'on finit par perdre de vue le but qu'il s'agissait de remplir. Il semble que les gouvernements n'aient plus pour mission de protéger la société, mais bien plutôt de perfectionner quelques individualités incapables de s'accommoder des exigences de l'association, et de les contraindre à rentrer dans la règle. Au lieu de protéger les citoyens qui s'étaient associés pour diminuer leurs risques, ceux qui se sont emparés du pouvoir, sous prétexte de se charger de la fonction de protection, appartenant primitivement à tous, se bornent à punir ceux qui contreviennent à leurs lois, inspirées plus souvent plutôt par la superstition et la fantaisie que par l'utilité générale. Les droits des assurés qui continuent à payer les frais de la protection, et la morale naturelle, c'est à-dire l'intérêt du plus grand nombre, se trouvent enfin sacrifiés à l'intérêt de la classe qui gouverne et à une morale artificielle qui ne veut tenir aucun compte de l'utile et du nuisible dans l'appréciation du bien et du mal.

Les idées d'immatérialité de l'âme, de liberté, de responsabilité morale, étaient venues atténuer pour quelques-unes et aggraver pour d'autres la sévérité des peines, mais sans atteindre le droit de punir, qui s'appuyait soit sur le droit de légitime défense, soit sur une délégation mystique de la divinité, soit sur la nécessité de guérir les criminels assimilés aux malades, soit sur un prétendu droit de rétribution du mal par le mal, etc.

La nécessité de la peine, qui n'était plus une indemnité envers l'associé ou l'association lésée, mais une vengeance d'une divinité offensée, et qui, si elle n'était cruelle et tout à fait injuste, était au moins souvent disproportionnée au dommage dont la réparation était fréquemment négligée, avait détourné la sollicitude publique des victimes du délit ou du crime, pour l'attirer sur les victimes de la justice. Le condamné est devenu un objet de pitié d'autant plus intense que, suivant l'époque ou les circonstances, les citoyens ont eu plus à craindre des peines imméritées.

C'est à ce sentiment de pitié qu'il faut attribuer les différentes tentatives qui ont été faites, soit pour exonérer des peines un certain nombre d'auteurs reconnus de crimes ou délits, soit pour l'abolition des peines en général, ou de certaines peines en particulier. Ces tentatives ont donné lieu à des études plus ou moins scientifiques, entreprises dans des directions différentes, et qui se proposaient plus ou moins directement d'élucider la nature du crime.

CHAPITRE II

Sous le couvert de l'irresponsabilité morale, les Romains avaient déjà exonéré des peines un certain nombre de malades; et cette immunité avait traversé le moyen âge, pendant lequel toutefois la justice criminelle a souvent atteint des aliénés sous prétexte de possession du diable. Les supplices atroces qu'on a souvent infligés aux démoniaques, aux sorciers, n'ont pas d'ailleurs peu contribué à augmenter la sympathie pour les victimes de la justice.

Inspiré par les idées de la philosophie sentimentale du xviiie siècle, Pinel avait brisé les chaînes des aliénés et était parvenu à établir qu'ils n'étaient point assimilables aux criminels, mais des malades aussi dignes de pitié que les autres. L'œuvre de Pinel constitue une véritable révolution dans l'histoire de la criminalité comme dans celle des aliénés. Dès qu'on eut cessé de traiter les fous comme des bêtes fauves, on commença à se prendre pour eux d'une compassion inusitée jusqu'alors. Les médecins prirent à tâche d'excuser tous les actes nuisibles auxquels il fut possible de découvrir quelque caractère morbide. Cette prétention à l'immunité, qui n'a cessé de s'affirmer de plus en plus jusqu'à nos jours, est basée sur l'absence, chez les aliénés, de liberté morale, de la conscience de leurs actes et du discernement du bien et du mal. Cette immunité est consacrée par l'article 64 du Code pénal : « Il n'y a ni crime ni délit lorsque le prévenu était en état de démence au temps de l'action, ou lorsqu'il a été contraint par une force à laquelle il n'a pu résister. » La plupart des auteurs et des jugements enseignent en outre que la responsabilité civile est nulle toutes les fois que l'insensé a été déclaré irresponsable au point de vue criminel.

Au temps de Pinel, la qualité de malades légaux ne s'appliquait qu'aux déments, aux imbéciles, aux furieux, c'est-à-dire aux folies à grand appareil. reconnaissables pour tout le monde. Dans ces conditions, l'irresponsabilité des aliénés était peu dangereuse pour l'ordre public, car ceux auxquels s'appliquait l'indemnité pouvaient, lorsqu'ils étaient reconnus dangereux, être séquestrés administrativement. Mais on pouvait reprocher à ce mode de protection administrative d'être arbitraire, tant qu'elle n'était pas basée sur une expertise scientifique, c'est-à-dire reposant sur des phénomènes objectifs.

Avec Esquirol et Georget [1], la folie légale s'étendit

---

1. Georget, *Examen médical des procès criminels des nommés Léger, Feldtmann, Lecouffe, Jean-Pierre et Papavoine*, in-8°, 1825. — *Discussion médico-légale sur la folie*, in-8°, 1826.

aux monomanies et aux altérations de la volonté ;
peu à peu on l'appliqua aux vésanies sans délire :
monomanie raisonnante (Pinel), folie morale (Prit-
chard), folie d'action (Brierre de Boismont), folie
lucide (Trélat [1]), manies instinctives, aux folies avec
conscience. Lorsqu'on en est venu à ce point, il est
nécessaire de se demander si l'on ne confond pas la
maladie et le vice. Dans le doute, on invente la responsabilité partielle, une responsabilité proportionnelle à l'état mental du sujet (Legrand du Saulle) [2].

Je ferai remarquer en passant que cette innovation
sortait des attributions du médecin, qui peut être
expert en pathologie et en clinique, mais qui n'a
point de compétence spéciale pour décider sur la
question du libre arbitre, question de métaphysique
pure et dont la solution ne pourrait servir de base
à aucune déduction pratique. Quant au discernement
du bien et du mal, c'est à tort qu'on l'a confondu [3],
ainsi que la conscience de l'acte, avec le libre arbitre. Le discernement est en rapport avec le développement intellectuel, et la conscience est aussi en
connexion avec certaines conditions physiques encore mal déterminées ; mais on peut provisoirement

---

1. Trélat, *la Folie lucide étudiée au point de vue de la famille et de la société*, in-8°, 1861.

2. Brierre de Boismont admet une forme particulière de
responsabilité partielle sur laquelle dans les asiles on se base
« pour *punir* les aliénés qui injurient, menacent, frappent,
se livrent à des désordres, font des dégâts, sont nuisibles et
dangereux » (*De la responsabilité légale des aliénés*, br. in-8°,
1863, p. 5 et 74).

3. Pénard, *De la mesure de discernement en matière criminelle*, 1880.

admettre avec M. Herzen [1] que l'intensité de la conscience, perception immédiate de l'état actuel du moi, est en rapport inverse avec la facilité et la rapidité de la perception centrale.

Morel et Falret ont évité l'écueil. Reconnaissant qu'il n'existe pas, à proprement parler, de troubles partiels de l'intelligence, qui ne peut être que saine ou malade, ils admettent que l'aliénation entraîne nécessairement l'irresponsabilité, mais ils ne répondent qu'à la question médicale : le sujet est fou ou ne l'est pas; à la justice à faire application de l'avis. Griesinger fit de même.

Mais il s'en faut de beaucoup que cette pratique soit généralement adoptée. Il semble qu'un certain nombre de médecins aient pris à tâche non plus seulement d'éviter la peine à des malades avérés, mais encore d'arracher à la justice des criminels sans caractère morbide déterminé : on a vu des émotions passionnelles [2], « des impulsions éthiques » considérées comme des demi-folies entraînant des demi-responsabilités. Des opinions aussi étranges ont jeté

---

1. Herzen, *le Cerveau et l'Activité cérébrale*, 1887, pp. 162, 221.

2. A. Lyon (*Responsabilité et paroxysme passionnel*, th. de Montpellier, 1885) reconnaît qu' « il n'existe pas de critérium scientifique pour distinguer au point de vue de la responsabilité l'acte d'un aliéné atteint de folie partielle, de l'acte commis par un individu considéré comme sain d'esprit, sous l'influence d'une passion au paroxysme »; mais il ne conclut ni à la responsabilité du fou, ni à l'irresponsabilité du passionné paroxystique. — M. Carrau (*la Conscience psychologique et morale*, 1887, p. 124) me paraît commettre une erreur d'observation quand il affirme que « le passionné se sent libre avant comme après l'acte où son penchant l'entraîne ».

un certain doute sur la compétence des experts, non seulement au point de vue de la soi-disant responsabilité morale, de l'imputabilité, mais même au point de vue de la question médicale.

Le rôle de l'expert ne consiste pas seulement à exprimer une impression personnelle, plus ou moins justifiée par son expérience ; il est nécessaire qu'il mette les faits en évidence par des caractères physiques capables d'être saisis même par des hommes étrangers à la science. Il ne peut justifier son jugement qu'en mettant en lumière l'objectivité des conditions physiologiques du phénomène ; une énumération de symptômes, sans poids ni mesure, n'est pas de nature à entraîner la conviction. En psychopathologie, les faits sont complexes : il est souvent impossible de donner des preuves objectives de la réalité d'un phénomène actuel, d'une illusion, d'une hallucination, d'une anesthésie, d'une altération de la mémoire ou de la personnalité. La difficulté augmente lorsqu'il s'agit de faits passés ; et lorsqu'on allègue une inconscience, une amnésie ou un dédoublement de la personnalité [1], c'est souvent en s'appuyant sur des faits insuffisants pour entraîner la conviction des juges et du public. Le juge peut tenir compte des probabilités et des vraisemblances ; l'expert ne doit se prononcer que sur des faits matériellement prouvés.

Or il s'en faut que les manifestations considérées comme morbides de l'esprit se présentent toujours

1. *Ann. méd. psych.*, 1887, t. VI, p. 99.

avec des caractères univoques qui soient capables
de les faire distinguer à coup sûr d'autres manifestations soi-disant non morbides. C'est un point sur
lequel la plupart des auteurs sont d'accord que les
actes impulsifs des épileptiques sont inconscients,
et dès qu'un criminel établit qu'il est épileptique, et
soutient qu'il n'a aucune conscience de l'acte qu'il
vient de commettre, on qualifie cet acte de morbide
et on conclut à l'irresponsabilité. Mais quelle sin-
gulière inconscience que celle de l'épileptique[1] qui
apprête son crime avec tous les soins qui ne peuvent qu'être dictés par l'expérience antérieure ou
la réflexion et qui n'oublie qu'après le crime accompli. Quelques-uns d'ailleurs ne sont ni inconscients ni amnésiques : un épileptique de mon service qui frappait après ses accès, ne manquait jamais
d'adresser ses coups à l'infirmier avec lequel il avait
eu maille à partir ; l'attaque épileptique ne fait en
quelque sorte que lui donner du courage pour l'ac-
complissement d'un acte prémédité. Un acte criminel accompli par ce malade est impossible à distinguer d'un acte criminel ordinaire, si l'on n'a pas
constaté directement les caractères objectifs de l'attaque qui l'a précédé.

Delasiauve, Boileau de Castelnau, Dejoeghère,
Echeverria [2], ont publié des faits analogues.

On a souvent reproché aux experts de chercher en
dehors du fait et de l'état actuel des circonstances

---

1. *Bull. Soc. biol.*, 1885, p. 460. — *Annales médico-psych.*,
1886, t. III, p. 129.
2. *Journal of mental science*, avril 1885.

propres à protéger tout individu qui appartient ou a appartenu à un titre quelconque à la pathologie [1].

Les magistrats se sont souvent appuyés sur les vices de l'expertise et sur la trop grande extension donnée à ses conclusions pour résister aux tendances médicales [2]. L'opinion publique, guidée plutôt par les sympathies que par la raison, hésite et se prononce tantôt pour le pardon, tantôt pour la vengeance. Le jury le plus souvent se laisse entrainer par l'argument pathologique.

---

1. Cette préoccupation se traduit bien dans le titre de Legrand du Saulle : *Dans quelle mesure l'aliéné guéri, qui s'est plus tard rendu coupable d'un crime, peut-il bénéficier de son accès de folie? (Ann. méd.-psych.*, 1883, t. IX, p. 141.)

2. Le Code civil fait aux états morbides de l'intelligence une part plus large que le Code pénal : « Le majeur qui est dans un état habituel d'imbécillité, de démence et de fureur, doit être interdit, *même lorsque cet état présente des intervalles lucides.* » (Cod. civ., art. 489.) Et lorsqu'il s'agit de droit civil, les légistes admettent plus volontiers l'altération générale de l'intelligence dans les folies dites partielles. (Sacaze, *De la folie considérée dans ses rapports avec la capacité légale*, 1850.)

CHAPITRE III

L'HÉRÉDITÉ CRIMINELLE ET L'HÉRÉDITÉ DÉGÉNÉRATIVE

Cet argument d'ailleurs a trouvé un appui considérable dans les études récentes sur l'hérédité morbide. Despine [1], Thomson et Lombroso [2], par exemple, ont collecté quelques cas où plusieurs criminels s'étaient rencontrés dans la même famille. Outre que ces faits sont encore peu nombreux dans la science, on a pu leur adresser une critique : c'est que les enfants, laissés au contact de parents criminels, peuvent devenir criminels sous l'influence de la misère et des mauvais exemples [3]. Toutefois il faut remarquer que si, parmi les enfants enfermés dans les colonies correctionnelles, il y en a environ 5 sur 8 qui soient nés de parents honnêtes, ce n'est pas un argument très fort contre l'hérédité. En effet ce serait à grand tort qu'on voudrait limiter l'héré-

1. Despine, *Psychologie naturelle*, t. II, p. 410.
2. Lombroso, *l'Homme criminel* (édit. franç.), 1887.
3. D'Haussonville, *le Combat contre le vice* (*Revue des Deux Mondes*, 15 avril 1887, p. 414).

dité morbide à l'hérédité directe et similaire : en ce sens, l'épilepsie par exemple serait une maladie très rarement héréditaire ; tandis que si l'on considère dans les familles les associations de cette maladie avec la folie, les névroses, les dégénérescences, les vices de conformation, etc., on peut alors très fréquemment, comme pour la plupart des autres névroses [1], reconstituer sa parenté morbide. M. Virgilio a montré la fréquence de la scrofule et de la phthisie dans les familles de criminels, et M. Marro a relevé la fréquence considérable de l'alcoolisme chez les ascendants des délinquants. Lorsqu'on aura comparé la criminalité aux dégénérescences, auxquelles elle est intimement liée, on comprendra que si 2573 sur 8227 détenus dans les colonies pénitentiaires descendent de parents ayant subi des condamnations, la criminalité est plus souvent qu'aucune autre dégénérescence une maladie de famille. Et si l'on recherche ses associations avec les névroses, les maladies de la nutrition, etc., on verra que les présomptions en faveur de l'hérédité augmenteront dans des proportions inattendues.

---

1. Ch. Féré, *la Famille névropathique* (*Arch. de neurol.*, 1884). Déjerine, *De l'hérédité dans les maladies du système nerveux*, thèse d'ag., 1886.

CHAPITRE IV

CRIME ET FOLIE

Quand il parut établi qu'un certain nombre de criminels étaient des aliénés, il devenait naturel de rechercher si tous ces aliénés ne présentaient pas des signes d'aliénation mentale, et si le crime n'était point en somme une maladie. On remarque bientôt que les criminels et les délinquants sont des anormaux aussi bien au point de vue psychique qu'au point de vue physique. Les troubles mentaux sont extrêmement fréquents chez les condamnés : les anti-sociaux (Maudsley [1]) sont souvent voués à la folie; un grand nombre de criminels sont moralement imbéciles (Tamburini et Seppili [2]), atteints d'idiotie morale (Forbes Winslow [3]); beaucoup sont sujets à des explosions de violence, à des terreurs nocturnes,

1. Maudsley, *Pathologie de l'esprit* (trad. franç.), 1883, p. 112.
2. Tamburini et Seppili, *Studio di psicopatologia criminale*, etc. Reggio Emilia, 1883.
3. Forbes Winslow, *Obscure Diseases of the Brain and Mind*, 3º éd., 1863, p. 129.

à des perversions de l'idéation, etc. (Nicholson [1]).
Quelques-uns sont ou deviennent épileptiques, d'autres aliénés (Coindet [2], Casauvielh [3], Ferrus [4], Lélut [5], Bruce Thompson [6], etc.). Il est bien certain que les causes de la folie dite pénitentiaire, qui se développe chez les délinquants pendant qu'ils subissent leur peine [7], sont inhérentes au prisonnier et non à la prison [8].

On a d'ailleurs souvent essayé sans succès de distinguer la criminalité de la folie (Michéa [9], Solbrig [10], etc.). Les différentes formes de folie morale, et les divers troubles mentaux fréquents chez les

1. Nicholson, *The morbid psychology of criminals* (*The journ. of mental science.* 1873, 1874, 1875).

2. Coindet, *Observation sur l'hygiène des condamnés détenus dans la prison pénitentiaire de Genève* (*Ann. d'hygiène,* 1838, t. XIX, p. 273).

3. J.-B. Cazauvielh, *Du suicide, de l'aliénation mentale et des crimes contre les personnes comparés dans leurs rapports réciproques,* etc., 1842.

4. Ferrus, *Des prisonniers, de l'emprisonnement et des prisons,* 1849.

5. Lélut, *De l'influence de l'emprisonnement cellulaire* (*Ann. méd.-psych.,* t. III, p. 392).

6. J.-B. Thomson, *On hereditary nature of crime* (*The journ. of mental science,* 1870).

7. Sauze, *Recherches sur la folie pénitentiaire* (*Ann. méd.-psych.,* 3e série, t. III, 1857, p. 28). — Hurel, *Quelques obs. pour servir à l'histoire de la folie pénitentiaire* (*Ann. méd.-psych.,* 1875, 4e série, t. XIII. p. 161, 374).

8. « La statistique nous donne 5 épileptiques pour 100 détenus et 5 épileptiques pour 1000 individus honnêtes. En Italie, les mêmes régions qui fournissent le plus grand nombre d'épileptiques donnent aussi le plus grand contingent de criminels. » (Lombroso, *Congrès de Rome,* 1885.)

9. Michéa, *Caractères qui permettent de distinguer la perversion maladive de la perversité morale* (*Ann.-méd. psych.,* 1852, p. 444.)

10. Solbrig, *Verbrechern und Vahnsinn.* Munich, 1869.

criminels, et que nous venons seulement de citer, font comprendre déjà la difficulté de cette séparation. « Entre le crime et l'insanité, dit Maudsley [1], il existe une zone neutre : sur un des bords on n'observe qu'un peu de folie et beaucoup de perversité ; à la limite opposée, la perversité est moindre et la folie domine. » Ce n'est pas sur un caractère aussi vague que l'on peut établir une frontière entre la criminalité et la folie. M. Despine [2], après avoir traité de la *maladie morale* qui produit le crime, dit que le criminel n'est point un malade, qu'il ne faut point l'assimiler à un aliéné : il a conservé son intelligence, sa place n'est point dans un asile ; mais, en fin de compte, il en arrive à conclure qu'il faut le *traiter* dans un établissement pénitentiaire [3]. « L'intelligence, dit-il, quelque grande qu'elle soit, n'atténue point l'atteinte portée à la raison et à la liberté chez le criminel par l'insensibilité morale ; elle ne détourne point cet homme du mal, bien loin de là. » Que faut-il de plus pour caractériser un sujet atteint d'insanité morale ? Dans l'état actuel de la science, il est tout aussi impossible de marquer une limite entre le crime et la folie que de donner une preuve objective de l'existence du libre arbitre. « Tout homme a en lui la virtualité de tous les actes vicieux, passionnés, criminels et même insensés qu'un individu puisse

---

1. Maudsley, *le Crime et la folie*. Paris, 4ᵉ éd., 1880, p. 32.

2. Despine, *Étude sur l'état psychologique des criminels* (*Ann.-méd. psych.*, 1872, 5ᵉ série, t. VIII, p. 321).

3. Howard, *The somatic etiology of crime* (*The amer. Journ. of neurol. and psych.*, 1883, t. II, p. 235, 338).

commettre. » (Maudsley [1].) A vrai dire, il n'est pas
plus facile de donner une caractéristique indiscutable de la santé psychique, qui ne se distingue
guère que par exclusion.

C'est surtout peut-être chez les enfants que les
rapports du crime et de la folie se montrent avec
évidence [2].

Il résulte en somme de l'observation de leurs associations dans l'individu et dans les familles que le
vice, le crime et la folie ne sont séparés que par les
préjugés sociaux; ils se tiennent indissolublement
par leur caractère commun de fatalité originelle; on
ne peut guère les étudier séparément.

M. Dally [3] a montré avec beaucoup de raison que
les actes nuisibles des aliénés criminels et des criminels soi-disant sans d'esprit ne diffèrent pas fon-
cièrement par leurs caractères. Ferrus [4] avait indiqué
antérieurement que l'absence de remords attribuée
spécialement aux aliénés est fréquent chez les criminels.

Les grandes commotions sociales, en fournissant
une occasion aux instincts criminels, peuvent dans
une certaine mesure mettre en lumière des mons-

---

1. Maudsley. *Physiologie de l'esprit*, trad. franç., p. 344.
2. Schnepf, *Aberrations du sentiment chez les enfants* (th..
1855). — Paulmier, *Des affections mentales chez les enfants* (th..
1856). — P. Moreau, *Homicide chez les enfants*, in-8°, 1882. —
Filibiliu, *Contrib. à l'ét. de la folie chez les enfants* (th., 1887).
3. Dally, *Remarques sur les aliénés criminels au point de
vue de la responsabilité morale et légale* (*Annales médico-
psych.*, sept. 1863).
4. Ferrus, *Des prisonniers, de l'emprisonnement et des prisons*, 1849.

truosités psychiques héréditaires ou congénitales,
et montrer pour ainsi dire expérimentalement la
parenté du crime et de la folie : Lunier [1], Mundy [2],
M. Laborde [3], ont cité un certain nombre d'insurgés
qui avaient été traités comme aliénés ou avaient eu
des aliénés dans leur famille. Les dégénérés en
général subissent facilement l'influence du milieu :
ils se laissent communiquer les émotions et les passions du moment, dont ils se font souvent les trop
dociles instruments; on les voit sujets à la contagion du suicide [4] comme à la contagion du meurtre [5].

Dans les cas de folie collective ou épidémique, il
ne faut pas se laisser égarer par l'importance du fait
qui, à première vue, semble avoir été la cause des
principales manifestations morbides; en y regardant
de près, on arrive souvent à constater que les individus prédisposés ont seuls été atteints. Cette
remarque peut s'appliquer aussi bien aux crimes
collectifs : on peut dire que l'occasion est en quelque
sorte la pierre de touche de la résistance morale.
Mais les différences individuelles de résistance n'im-
pliquent pas le droit de conclure à la liberté morale
de quelques-uns et à l'absence de cette liberté chez
quelques autres.

La parenté des criminels et des dégénérés, bien

---

1. Lunier, *Ann. méd.-psych.*, 1872, 5e série, t. VII, p. 257.
2. Mundy, *ibid.*
3. Laborde, *les Hommes et les Actes de l'insurrection de Paris devant la psychologie morbide*, 1872.
4. P. Moreau de Tours, *De la contagion du suicide à propos de l'épidémie actuelle*, th., 1875.
5. Aubry, *la Contagion du meurtre*, th., 1887.

que constituant un argument en faveur de l'importance du rôle de l'hérédité dégénérative **dans** la genèse de la criminalité, s'oppose à ce que l'on considère l'hérédité comme une prédisposition fatale au crime. Toute dégénérescence peut se transmettre héréditairement sous une autre forme dégénérative, de préférence il est vrai sous une forme connexe : c'est ainsi que certaines formes s'associent plus volontiers dans les familles (goutte, diabète et obésité, folie et épilepsie ; rhumatisme et hystérie, etc., etc.). Il est fréquent, par exemple, de voir la folie et le crime alterner dans la même famille : en raison de cette alternance possible et fréquente, l'hérédité ne peut pas servir de base à des mesures préventives du crime.

Nous pouvons rappeler que la criminalité se distingue, parmi les dégénérescences, par la plus grande fréquence de son hérédité directe. En outre, tandis que les autres dégénérescences névropathiques sont susceptibles de s'associer au génie et de le reproduire par hérédité, la criminalité ne s'est rencontrée que chez quelques rares artistes, et on ne cite guère de génies ou même d'hommes de talent qui soient issus de criminels. Cette circonstance concourt à faire considérer la criminalité comme une des formes inférieures de la dégénérescence ; mais nous aurons à revenir sur d'autres faits qui sont encore plus capables d'appuyer cette opinion.

CHAPITRE V

CRIMINALITÉ ET ATAVISME

Il est hors de contestation que les signes de dégénérescence physique abondent chez les sujets atteints de dégénérescence psychique : les recherches de Morel, un peu négligées par l'école d'anthropologie criminelle, l'ont suffisamment établi. Si ces signes physiques se rencontrent aussi chez les criminels, on peut en tirer un argument en faveur de la parenté du crime avec la folie, et de son origine pathologique, confirmée par l'existence quelquefois signalée de lésions cérébrales [1].

Toutefois, comme nous l'avons remarqué en passant, bon nombre de dégénérés ne présentent dans leur famille aucun indice d'hérédité morbide. Cette circonstance a jeté des doutes sur le rôle de l'hérédité directe et même sur la nature pathologique du crime. Ce qu'on ne croyait plus pouvoir expliquer par l'hé-

1. Broca, *Sur l'assassin Lemaire* (*Bull. Soc. anthrop.*, 1867, p. 348). — Chudzinski, *Sur le cerveau de Menescloud* (*Bull. Soc. anthrop.*, 1880, p. 578).

rédité, on chercha à en rendre compte en faisant intervenir l'atavisme, le retour à des formes ancestrales. Sous l'influence de cette tendance, on a rapproché sans distinction le criminel de l'homme primitif, et on a cherché à établir des analogies morales existant entre les criminels des pays civilisés et les sauvages ou les hommes des âges antérieurs.

Mais l'analogie des caractères psychiques, déjà difficile à établir chez les criminels et les sauvages contemporains, devient tout à fait problématique lorsqu'il s'agit de l'homme primitif; elle est insuffisante pour faire la preuve de la théorie atavique du crime. On a reconnu la nécessité de s'appuyer sur l'existence de caractères anatomiques qui se prêtent mieux à une comparaison rigoureuse.

Lavater et Gall avaient déjà cherché et cru trouver des caractères extérieurs capables de déceler les instincts; mais leurs tentatives n'avaient pas donné de résultats suffisamment précis. Lélut avait bien fait l'essai d'un examen comparatif de la longueur et de la largeur du crâne chez les voleurs homicides. Voisin avait signalé la défectuosité de l'organisation cérébrale des criminels, etc. Mais c'est à M. Lombroso qu'appartient le mérite d'avoir accumulé une masse importante de documents, et d'avoir tenté, en se basant sur des caractères anatomiques et biologiques, la démonstration d'un type d'*homme criminel*, plus ou moins analogue à l'homme préhistorique ou au sauvage.

Nous avons vu précédemment qu'un certain nombre de faits physiologiques et psychologiques permettent de rapprocher le criminel de l'aliéné, et qu'en outre la criminalité est unie par des liens de famille très étroits à la folie et à la dégénérescence en général. Pour établir l'existence d'un type criminel, il faut montrer que les criminels diffèrent non seulement des hommes soi-disant sains, mais encore des aliénés, et en particulier des dégénérés de Morel [1], chez lesquels on observe plus souvent les folies morales ou instinctives qui ont le plus de connexion avec la criminalité. M. Lombroso a été bien forcé de reconnaître que le criminel né de l'école anthropologique ne peut pas être distingué par des caractères précis des fous moraux et des épileptiques. Nous verrons tout à l'heure qu'il est certainement impossible dans l'état actuel, même en acceptant sans discussion les caractères du délinquant fournis par l'école d'anthropologie criminelle, de séparer le criminel des autres dégénérés.

Dans ces conditions, il est permis de se demander si la prétendue ressemblance d'un certain nombre de criminels avec les quelques types préhistoriques, si incomplètement connus, implique un rapport d'hérédité médiate, d'atavisme entre le criminel et l'homme préhistorique. Cette ressemblance, si mal démontrée, est-elle de nature à faire rejeter l'origine dégénérative du crime, et à faire accepter sans réserve ou même partiellement l'origine atavique? On peut le nier.

Les caractères anatomiques soi-disant propres

---

1. Morel, *Traité des dégénérescences physiques, intellectuelles et morales de l'espèce humaine,* 1857.

aux criminels sont le plus souvent des anomalies localisées au crâne, à la mandibule, aux membres, et ne se conforment pas à un plan général d'organisation capable de servir à désigner une race spéciale, répondant à un type sauvage ou préhistorique. En outre, il faut remarquer que les traces de dégénérescence, telles que manifestations névropathiques ou vésaniques, scrofules, etc., qui se rencontrent si souvent chez les criminels, n'ont rien à faire avec l'atavisme, qu'elles semblent même plutôt exclure, puisqu'elles sont incompatibles avec une génération régulière. On ne peut pas plus les considérer comme des caractères d'une race vivante même la plus inférieure. On a voulu rattacher à l'atavisme la microcéphalie qui accompagne si souvent l'imbécillité et l'idiotie [1], et que l'on rencontre aussi chez les criminels, peut-être moins souvent pourtant que la macrocéphalie; mais la microcéphalie, souvent liée à d'autres lésions anatomiques, se rencontre fréquemment chez des sujets qui présentent, en même temps que des anomalies dites réversives, des malformations non seulement du cerveau, mais aussi d'autres organes. Certaines de ces anomalies, comme le bec-de-lièvre, les hernies, le sexdigitisme, etc., n'ont rien à faire avec l'atavisme, mais s'expliquent facilement par des troubles de développement dus à des états morbides de l'em-

---

1. Aeby, *Ueber das Verhältniss der Microcephalie und Atavismus.* Stuttgard, 1878. — Spitzka. *Insanity,* etc. New-York, 1883, p. 278. — Ducatte, *la Microcéphalie au point de vue de l'atavisme* (thèse de Paris, 1880).

bryon. Si l'on admet que les microcéphales et les imbéciles représentent au point de vue psychique quelqu'un de nos ancêtres, dira-t-on aussi que l'infécondité commune chez ces mêmes sujets est aussi la réapparition d'un caractère ancestral? Une fille peut offrir un développement considérable de la mandibule sans qu'on puisse conclure que l'infanticide dont elle s'est rendue coupable est une manifestation de l'atavisme.

Les perversions instinctives des enfants ont été citées à l'appui de la théorie atavique du crime : la criminalité ne serait que l'enfance prolongée, ou bien que la sauvagerie survivante. Mais, dans cette circonstance encore, on a souvent confondu atavisme et anomalie de développement. Il est certain que les enfants présentent souvent des tendances antisociales, une propension aux actes violents, à la vengeance, à la colère, à la cruauté, au vol, etc. Bien avant l'école d'anthropologie criminelle, l'existence de ces manifestations a été signalée dans les antécédents des névropathes et des vésaniques; et elles ne peuvent pas être considérées comme constantes. Il y a exagération évidente à dire avec Lombroso « que les germes de la folie morale et du crime se rencontrent non par exception, mais d'une façon normale dans les premières années de l'homme, comme dans l'embryon se rencontrent constamment certaines formes qui dans un adulte sont des monstruosités ».

D'ailleurs si les tendances criminelles, antisociales des enfants étaient un fait normal, physiologique, elles pourraient prouver qu'une société d'enfants serait incapable de subsister; mais elle ne prouve nullement que l'humanité ait jamais été constituée par des individus ayant tous les penchants antisociaux des enfants.

Ce ne serait qu'en s'appuyant sur de nombreuses hypothèses que l'on pourrait imaginer que chaque période embryonnaire, fœtale ou infantile, rappelle une forme ancestrale. Mais on est en dehors de toute donnée scientifique lorsqu'on suppose qu'une anomalie, par cela seul qu'elle peut s'expliquer par un arrêt de développement, rappelle un type primitif de l'humanité. La hernie inguinale constitue une infirmité fréquente chez l'adulte; et chez quelques enfants elle se manifeste à l'état de prédisposition par la persistance d'un canal perméable. Ce canal persiste à l'état adulte chez quelques singes, et en particulier chez ceux qui marchent sur leurs quatre mains [1]; peut-on en conclure qu'il y ait eu jamais des hommes qui aient porté leurs intestins en dehors de leur ventre? Ce serait une absurdité. De ce que certains individus sont sujets à des impulsions qui les poussent à tuer pour un avantage qui ne peut pas compenser les risques à courir, et de ce que ces mêmes instincts sanguinaires se rencontrent chez un certain nombre d'enfants, on ne peut pas plus en conclure que le meurtre ait jamais constitué un besoin normal chez une race d'hommes

1. Ch. Féré, *Études sur les orifices herniaires et sur les hernies abdominales des nouveau-nés* (*Revue mensuelle de médecine et de chirurgie*, 1879).

sauvages ou primitifs. L'origine atavique du crime
est une pure hypothèse, en faveur de laquelle il
reste peu de faits, lorsqu'on a éliminé les dégénérescences et les arrêts de développement. Il faut
remarquer du reste que M. Lombroso, après avoir
admis exclusivement la théorie atavique, a dû reconnaître l'importance de l'influence pathologique et
en est venu à la démonstration des analogies nombreuses qui existent entre le criminel et l'épileptique.

Les seuls faits positifs que nous ayons eu à relever jusqu'à présent sont les suivants : 1° La criminalité est souvent associée aux dégénérescences
physiques et psychiques. 2° La criminalité et les
dégénérescences ont souvent une hérédité commune. On peut ajouter que certaines conditions en
apparence accidentelles des générateurs peuvent
donner naissance soit à des dégénérés, soit à des
criminels, par exemple l'alcoolisme, l'âge avancé
au moment de la conception (Marro), les mauvaises
conditions hygiéniques de toutes sortes.

Ce n'est pas seulement d'ailleurs aux époques de
la conception et de la gestation que se peut faire
sentir l'influence d'une nutrition défectueuse; c'est
pendant toute la vie, mais partiellement pendant les
périodes où le développement est le plus actif, pendant l'enfance et l'adolescence. Toutes les causes
d'épuisement, à quelque âge que ce soit, sont capables d'exagérer la susceptibilité de système nerveux
et par conséquent de favoriser le développement
des névropathies ou des perversions instinctives.

CHAPITRE VI

CARACTÈRES ANATOMIQUES ET PHYSIOLOGIQUES
DES CRIMINELS

Nous allons maintenant revenir sur la question de savoir si les criminels présentent véritablement des caractères anatomiques et physiologiques capables de les faire distinguer des dégénérés et des hommes soi-disant sains.

D'après l'école anthropologique, le criminel serait grand et lourd. Cependant, M. Lombroso en convient, il est assez souvent mince et agile (Thompson, Virgilio, etc.). Le criminel a les bras longs, et il a souvent une aptitude particulière à se servir des deux mains, il est ambidextre. Ces deux caractères n'ont pas une telle fréquence qu'ils puissent être considérés comme distinctifs. On peut en dire autant des caractères tirés de la forme générale et de la capacité du crâne. La valeur de la brachycéphalie et de la dolichocéphalie n'a donné lieu qu'à des contestations. Quant à la capacité crânienne, elle est moindre pour les uns (Lombroso), plus

grande pour d'autres (Hegar, Bordier, etc.), semblable à celle des sujets normaux (Ranke), quelquefois énorme (Manouvrier), c'est-à-dire qu'elle ne
fournit aucune indication précise. On ne peut pas
dire que la proportion moindre du diamètre frontal
minimum et de la circonférence antérieure du crâne,
la grande capacité des orbites, la saillie des zygomes
se présentent avec une fréquence suffisante. Une
particularité qui paraît avoir plus de valeur est le
volume et le poids considérables de la mandibule
(Lombroso, Orchanski, Manouvrier, etc.); mais elle
est loin d'être exclusive aux assassins. Quant au
prognathisme, à l'asymétrie de la face, aux anomalies des oreilles, au strabisme, on ne peut pas les
considérer comme propres à la criminalité : depuis
Morel, on sait qu'ils constituent des stigmates de
dégénérescence, très fréquents chez les aliénés et
chez les névropathes de tout ordre. Il en est de
même des anomalies du système pileux. On sait
qu'il est nécessaire de rechercher ces signes physiques avant d'être en droit de soupçonner l'origine
soi-disant accidentelle des névropathies et des psy-
chopathies [1].

Les pigmentations anormales des tissus nerveux,
les adhérences de la pie-mère, les ramollissements,
les méningites sont plus propres à faire confondre
les criminels avec les malades qu'à fournir la preuve
de la réalité d'un type de criminel-né. Quant à la

---

1. Ch. Féré, *Nerve troubles as foreshadoved in the child*
(*Brain*, 1885). — Ch. Bataille, *Traumatisme et névropathie*, th.,
1887.

fossette moyenne que l'on rencontre sur la crête interne de l'occipital, fossette destinée à loger le vermis inférieur du cervelet, qui serait plus volumineux, elle se rencontrerait, d'après Lombroso, dans la proportion de 10 p. 100 chez les criminels au lieu de 5 p. 100 chez les non-criminels; c'est un caractère de peu de valeur; à la Salpêtrière, où les vieillards ne sont admis qu'à condition d'avoir un casier judiciaire absolument net, je l'ai trouvée bien marquée 12 fois sur 80.

Pour les anomalies du cerveau, les observations de MM. Benedikt [1], Hanot [2], Schwekendiek [3], Giacomini [4], Flesch [5], etc., n'établissent nettement qu'un seul fait : c'est la complexité et l'irrégularité de la morphologie cérébrale en général. On ne peut, dans l'état actuel, établir aucune relation entre une anomalie cérébrale et la criminalité et la folie. D'ailleurs, il faut reconnaitre qu'en ce qui concerne les circonvolutions cérébrales, personne n'est en droit de dire quelle est la forme normale : certaines grandes divisions se présentent avec une constance presque absolue; mais les plus secondaires varient, on peut dire, à l'infini, tellement que Broca, après avoir

1. Benedikt, *Anatomische studien an Verbrecher Gehirnen*, Wien, 1879.

2. Hanot, *Quatre observations de dédoublement de la deuxième circonvolution frontale chez des malfaiteurs* (*Bull. Soc. biol.*, 1879, p. 365).

3. Schwekendiek, *Untersuchungen an zehn Gehirnen von Verbrechern und Setbstmördern*, Wurzburg, 1882.

4. Giacomini, *Varieta delle circonvoluzioni cerebrali dell' uomo*, Turin, 1882.

5. Flesch, *Ueber Verbrechern Gehirnen* (aus der *Sitzungsberichten der Wurzburger phys. med. Ges.*) 1881.

beaucoup cherché, en fut réduit à construire pour
la démonstration un cerveau schématique. Il n'y a
pas de cerveau humain qui soit exactement symétrique, quelle que soit la période à son développement. Cette asymétrie n'est point du reste spéciale à
l'homme; on en voit quelquefois de très intéressants
exemples chez des singes [1]. Si d'ailleurs on examine
de près les anomalies signalées chez les criminels
et les délinquants, on pourra constater qu'il s'agit
d'anomalies en général peu importantes, beaucoup
moins considérables que celles qu'on a pu rencon-
contrer chez des individus supposés non criminels [2].

Au point de vue physiologique, les criminels
seraient remarquables par leur affaiblissement de la
sensibilité à peu près sous toutes les formes, sauf
pourtant de la sensibilité à l'aimant et de la sensibilité
météorique. Leur sensibilité affective est nulle ou
pervertie. Ils sont instables, vaniteux, portés à la
vengeance et à la cruauté, enclins aux orgies de
toute nature. Un de leurs caractères les plus cons-
tants est l'incapacité de s'appliquer à un travail régulier, et la paresse. Leur intelligence est en général faible; s'ils sont quelquefois très rusés, ils
sont rarement capables de conceptions vraiment
grandes. Les imbéciles et les idiots ont, comme les
criminels, un retard plus ou moins considérable de
la réaction; et Buccola a trouvé que presque tous

1. Ch. Féré, *Contribution à l'étude de la topographie
cranio-cérébrale chez quelques singes* (*Journ. de l'anatomie et
de la physiologie*, 1882, p. 556).

2. Ch. Féré, *Note sur un cas d'anomalie asymétrique du
cerveau* (*Arch. de neurologie*, 1883, janv., n° 13).

les aliénés, à part quelques excités maniaques, offrent ce même retard à un degré variable.

Quant à la gaucherie [1], il n'est pas bien prouvé qu'elle soit plus fréquente chez les aliénés et les criminels.

Lorsque l'ensemble de ces caractères tant anatomiques que physiologiques existe, on serait, d'après M. Lombroso, en possession du critérium anthropologique; on serait sûr d'avoir affaire à un criminel-né, incorrigible, contre lequel il n'y a qu'une mesure scientifique à prendre. la détention perpétuelle.

Cependant M. Lombroso convient lui-même que ce complexus ne se rencontre que 40 fois p. 100 chez les criminels avérés, et qu'il peut se rencontrer sur des sujets non criminels [2].

On peut remarquer tout d'abord que, pour que ces caractères destinés à séparer le criminel de l'homme sain aient une valeur vraiment scientifique, il faut admettre que l'homme normal est un être nettement défini, toujours semblable à lui-même comme un sel cristallisable. Il n'en est rien, pas plus au point de vue anatomique qu'au point de vue physiologique. D'autre part, et cette objection est moins puérile qu'elle peut le paraître, l'école anthropologique n'a

---

1. L. Jobert, *Les gauchers comparés aux droitiers, au point de vue anthropologique et médico-légal* (th. de Lyon, 1885).

2. Les hystériques qui présentent plusieurs des conditions physiologiques de la criminalité (troubles de la sensibilité et de la motilité, excitabilité excessive, etc.) et qui souvent se laissent aller à des impulsions délictueuses (voleuses aux étalages, vitrioleuses, etc.), sont souvent remarquables par la régularité de leur conformation physique, et un petit nombre seulement offre des stigmates anatomiques.

considéré, et ne pouvait considérer comme malfaiteurs, qu'une catégorie de délinquants, ceux qui se
sont laissé prendre; or il n'est pas besoin de démontrer que les auteurs de bon nombre d'actes antisociaux échappent à la justice; l'avortement et l'infanticide, par exemple, restent très fréquemment
ignorés; il en est de même des meilleurs vols [1]. La
vertu ne se caractérise sur le vivant par aucun signe
objectif spécifique; aussi lorsqu'on compare, par
exemple, un cerveau de criminel à un cerveau qu'on
considère comme un type normal qui, je le répète,
est purement hypothétique, nous ne sommes jamais
sûrs que ce cerveau type n'appartenait pas à un autre
criminel plus adroit ou plus favorisé par la chance.

M. Tarde [2] dit que la femme, qui se rapproche du
sauvage et du criminel par un certain nombre de
caractères anatomiques et physiologiques [3], montre

---

1. M. Lombroso reconnaît que les délinquants de talent,
comme Lacenaire, et en général les faussaires et les banque-
routiers, manquent de caractères physiques. (*Conclusions des
rapporteurs du congrès d'anthropologie criminelle de Rome*,
1885.)

2. *La Criminalité comparée*, in-18, 1886.

3. Parmi les caractères physiologiques qui établissent une
analogie entre les femmes et les criminels, il faut citer surtout
l'état de la sensibilité. D'après les observations de M. Herzen,
les petites filles rougissent d'abord plus vite que les petits
garçons; mais, tandis que chez ces derniers la réaction s'accélère régulièrement jusqu'à l'adolescence, chez les premières
elle s'accélère moins rapidement, et elle s'arrête à une rapidité
inférieure à celle du sexe masculin et qui se maintient pendant toute la vie. (*Le Cerveau et l'Activité cérébrale*, p. 98.) La
conclusion qui découle de ces faits, à savoir que les femmes
réagissent plus lentement que les hommes, a pu être im-
prévue, mais elle concorde avec certains faits de l'évolution anatomique comparés dans les deux sexes : le cerveau arrive plus
tôt chez la femme à son complet développement; mais il

pourtant une criminalité inférieure. M. Lombroso répond à cette objection en faisant remarquer que, si l'on ajoute la prostitution à la criminalité féminine, cette dernière atteint celle de l'homme. Il est assez difficile de décider si la prostitution, qui ne touche ni la propriété ni la vie d'autrui, doit rentrer dans la criminalité ordinaire, d'autant plus que, dans l'état actuel de notre civilisation, les rapports sexuels s'accomplissent de telle sorte que les limites de la prostitution sont fort indécises. Mais si l'on considère que la criminalité a en somme pour mobile principal le désir excessif de se procurer le plus de jouissance possible avec le moins de peine possible, jusqu'à prendre aux dépens du travail d'autrui, on peut dire que la prostitution a la même origine que le crime ; prostituées et criminels ont pour caractère commun d'être des improductifs et par conséquent des antisociaux. La prostitution constitue donc une forme de criminalité, une criminalité d'impuissance, qui dispense la femme plus souvent que l'homme de la criminalité violente ou destructive.

Esquirol et Parent-Duchâtelet ont signalé la fréquence de la folie, de la débilité mentale chez les prostituées. Riant et Léon Faucher ont fait remar-

---

reste toujours d'un poids inférieur relativement au poids total. On peut rapprocher de ces faits certaines particularités du développement des os qui, chez la femme, se fait plus rapidement, mais s'arrête plus tôt, et j'ai montré qu'elle est plus sujette aux atrophies de certaines parties du squelette (*Atrophie sénile symétrique des pariétaux* [*Bull. Soc. anat.*, 1876, p. 485]; — *Contrib. à l'étude de la pathogénie et de l'anatomie pathologique du céphalœmatome* [*Revue mensuelle de méd. et de chir.*, 1880]).

quer depuis longtemps les rapports qui existaient à
Londres entre les prostituées et les voleurs ; aujour-
d'hui cette alliance est d'observation vulgaire à Paris
et dans toutes les grandes villes.

Si la prostitution féminine a souvent pour origine
les vices masculins, il n'est pas moins vrai qu'elle
sert à la fois aux criminels de ralliement et d'agent
provocateur. Mais ce n'est pas seulement par la prostitution proprement dite que la femme excite la
criminalité masculine. Ce n'est pas sans raison que
M. Mantegazza [1] considère la coquetterie comme un
vice. « La vertu de la coquette, dit-il, est une vertu
toute physique, tout anatomique. » On peut dire que
la coquetterie est la prostitution des femmes qui
n'ont que faire d'amour et qui sont à l'abri de
la faim : dans les milieux où elle s'exerce, elle provoque peut-être autant de désastres moraux que la
prostitution véritable.

Mais quand on aurait scientifiquement démontré
que la prostitution sous ses différents aspects constitue une forme de la criminalité, il n'en serait pas
mieux établi que les caractères anatomiques et physiologiques de la femme sont plus voisins de ceux
d'un soi-disant type criminel.

M. Tarde, qui admet, avec quelques réserves, le
type criminel, pense qu'il s'agit d'un type professionnel analogue à ceux qu'il suppose exister dans
l'armée, dans le clergé, etc. D'après lui, ceux qui
sont doués de certaines facultés spéciales sont

---

1. Mantegazza, *Physiologie de l'amour*, éd. franç., p. 85.

entraînés naturellement vers le « mode d'activité sociale » auquel ils sont le plus aptes; mais si ce genre d'activité vient à être supprimé, ils sont capables de s'adapter à une autre profession. Il en résulterait que le type criminel ne serait qu'un type créé par les conditions sociales, et par conséquent susceptible d'être modifié ou même supprimé; ce serait un type transitoire. Il n'y a malheureusement aucun fait qui puisse servir d'appui à cette rassurante manière de voir d'un philanthrope. Les soi-disant types professionnels ne sont établis par aucune observation anatomique ou physiologique précise; et d'ailleurs la criminalité ne peut pas être considérée comme un « mode d'activité sociale » analogue à celui qui entre dans une profession quelconque. Le désir de se procurer le plus de jouissance possible avec le moins de peine possible est naturel à l'homme; ce désir est le mobile de tous les progrès de l'adaptation; mais pour qu'il donne lieu à un « mode d'activité » qui mérite vraiment la qualification de « sociale », il faut qu'il ne soit pas tellement intense qu'il en vienne à se satisfaire aux dépens du travail d'autrui, qu'il choque violemment les intérêts de la généralité des autres hommes. Lorsque ces intérêts ont été choqués, c'est qu'il s'est produit quelque chose d'antisocial; l'auteur de ce quelque chose d'antisocial est un antisocial, un nuisible. Les antisociaux ont un caractère commun : c'est précisément l'inaptitude à une activité sociale. Cette inaptitude peut être momentanée, passagère ou continue, permanente : elle est toujours organique, mais, suivant son degré, elle subit plus ou moins les influences extérieures.

Le type criminel n'est pas suffisamment défini, ni séparé des types qu'on peut considérer comme normaux ; il reste confondu par grand nombre de caractères avec le type dégénéré, auquel ni Morel ni ceux qui l'ont suivi n'ont d'ailleurs essayé de fixer des limites précises ; il est donc impossible de baser sur lui une règle de conduite vis-à-vis des nuisibles, des antisociaux, qui restent sans caractère objectif spécifique. Si le criminel considéré en général ne peut pas être défini au point de vue anatomique et physiologique comme un type humain spécial, on n'est pas plus fondé à séparer des types particuliers de délinquants, comme l'a tenté M. Marro.

Ce n'est pas que je veuille amoindrir la valeur de l'œuvre de M. Lombroso et de ses émules : si nous savions que le caractère principal du criminel est d'être laid, « monstrum in fronte, monstrum in animo », les anthropologistes ont fait l'histoire naturelle de cette laideur, et personne ne peut prévoir quelle sera la portée des faits importants qu'ils ont mis en lumière.

Si d'ailleurs l'anthropologie dite criminelle a souvent péché par l'imperfection de sa méthode [1], il faut bien reconnaître que l'anthropométrie a déjà donné des renseignements intéressants au point de vue de la recherche de l'identité.

---

1. Topinard, *Revue d'Anthropologie*, 1887, p. 658.

CHAPITRE VII

L'ANOMALIE MORALE DU CRIMINEL

M. Garofalo, qui reconnaît l'impossibilité d'établir jusqu'à présent l'anatomie du criminel, s'efforce de le distinguer par une anomalie morale [1]. L'idée de considérer le criminel comme un être immoral n'est peut-être pas absolument nouvelle. Quant à la distinction de cette « anomalie morale » du criminel des « maladies morales » des aliénés et des dégénérés, et de la « norme morale » des sujets sains, elle n'est point du tout établie dans le travail de M. Garofalo. Sans nous prévenir sur quelles études préalables il se base pour traiter de si haut les aliénistes qui admettent l'existence d'une folie morale, « nous n'admettons pas, dit-il, de folie exclusivement morale » ; il est vrai qu'à la page suivante il nous avertit que M. Tarde accepte ses idées sur la différence entre la folie dite morale et l'instinct

---

1. *L'Anomalie du criminel* (*Revue philosophique*, mars 1887).

criminel. Et la différence entre le fou et le criminel,
voici sur quelles observations il la fonde : « Les
perceptions du monde extérieur produisent chez le
fou ou chez l'imbécile des impressions exagérées
(observations très contestables); elles font naître un
processus psychique *qui n'est pas en accord avec la
cause extérieure* ». « Chez le criminel-né, au contraire, le processus psychique *est en rapport avec
les impressions du monde extérieur.* » M. Garofalo
déduit cet accord ou ce défaut d'accord de la différence qui existe entre les faits suivants qu'il rapporte : « Le fou décrit par Poë étouffe son oncle
uniquement pour se débarrasser de la vue d'un œil
louche qui l'ennuyait ». « Un certain T., fâché de
ce que son domestique l'avait quitté, le guetta au
passage et le tua d'un coup de fusil. » Quoi qu'en
dise M. Garofalo, tout le monde reconnaîtra que les
seuls caractères différentiels de ces actes sont absolument incapables de faire établir une distinction
fondamentale.

Après avoir contesté la parenté morbide du
crime, M. Garofalo admet que l'anomalie psychologique de certains criminels a été très bien définie
par M. Benedikt comme une névrasthénie morale
combinée à une névrasthénie physique. Mais qu'est-
ce donc que la névrasthénie, si ce n'est un état
maladif, tantôt héréditaire, tantôt congénital, tantôt
acquis, mais dont le développement en tout cas est
grandement favorisé par le surmenage (*nervous
exhaustion* des Américains)? Cette concession revient
à reconnaître que la criminalité est une névrose.

« Le crime, d'après M. Garofalo [1], consiste dans une action nuisible qui viole le sentiment moyen de pitié et de probité; et le criminel est un homme chez qui il y a absence, éclipse ou faiblesse de l'un ou de l'autre de ces sentiments. » Qui n'admettra que ces définitions s'appliquent aussi bien à la plupart des actes de folie et à la plupart des fous?

A ces arguments subtils destinés à établir la distinction du fou et du criminel correspond dans la construction de M. Garofalo une déduction non moins subtile : « Cette différence importe beaucoup au point de vue de la science pénale; elle fournit la possibilité de justifier la peine de mort, qui aurait l'air d'une cruauté inutile si l'on considérait les criminels comme des êtres souffrants et par là même ayant droit à notre pitié, à notre sympathie même, parce que le crime n'est chez eux qu'un accident de leur infirmité, non l'effet de leur caractère ou de leur tempérament. » Que le crime soit la conséquence accidentelle d'une infirmité ou d'un tempérament ou d'un caractère, son auteur n'en est pas moins dans un cas que dans l'autre un simple réactif que rien ne peut modifier.

En somme, M. Garofalo n'a fourni aucun document capable d'établir la distinction entre l'anomalie psychologique du criminel et l'anomalie de l'aliéné. Quant à la limite entre l'anomalie du criminel et l'état normal, elle ne paraît pas l'avoir préoccupé. La prétendue anomalie psychologique du criminel

1. Garofalo, *Criminologie*, p. 57.

n'est isolée ni de l'état normal ni de l'état pathologique, et elle n'est caractérisée par aucun fait objectif; c'est une construction purement hypothétique
dont on ne peut tirer aucune déduction, et qui ne
mérite d'être ni opposée ni comparée à l'anomalie
de M. Lombroso, qui repose sur quelques données
anatomiques et biologiques précises et peut fournir
au moins des probabilités.

J'admets volontiers avec M. Garofalo que la folie
n'est jamais exclusivement morale ; mais les anomalies ou les maladies morales des criminels ne sont
jamais non plus isolées et ne peuvent pas l'être : il
n'y a pas là matière à distinction. L'erreur, qu'elle se
produise chez un aliéné, chez un criminel ou chez
un individu réputé sain d'esprit, a toujours pour condition physiologique un trouble sensoriel; et cette
condition physiologique ne peut exister sans une
anomalie ou une altération organique transitoire
ou permanente qui est le substratum essentiel de
l'erreur. On ne peut guère espérer de découvrir
l'anomalie ou l'altération pathologique, tant que
l'étude des conditions physiologiques n'existe qu'à
l'état d'ébauche.

CHAPITRE VIII

ÉPUISEMENT ET CRIMINALITÉ

Il résulte de ce qui précède que ni les médecins ni les anthropologistes ne sont parvenus à distinguer catégoriquement par ses caractères objectifs facilement reconnaissables le criminel soit de l'homme sain, soit de l'aliéné : les conditions anatomiques et physiologiques des névroses criminelles sont encore aussi indécises que celles des vésanies. Aussi bien devant la science que devant le sentiment vulgaire, le malfaiteur n'est caractérisé que par son méfait. Les criminels d'habitude et les criminels occasionnels ne sont séparés par aucun signe objectif, tous sont des criminels-nés avec une différence d'intensité dans la prédisposition, différence qu'on ne peut apprécier qu'*a posteriori*.

Un seul fait positif que nous avons déjà relevé, c'est la parenté de la criminalité et de la folie et de la dégénérescence en général, parenté qui se trahit par la coïncidence fréquente du crime et de la dégénérescence, soit chez le même individu, soit dans la même famille. On peut mettre en regard des criminels occasionnels et des criminels d'habitude les fous occasionnels, à accès plus ou moins aigus et passagers, et les fous habituels, dont les fonctions psychiques sont pour ainsi dire constamment troublées depuis l'enfance jusqu'à la mort (folies héréditaires de Morel, folies dégénératives de Krafft-Ebing), et chez lesquels il existe plus souvent que chez les fous occasionnels des stigmates anatomiques et biologiques permanents. Au bas de l'échelle des dégénérés on trouve l'idiot, qui avec une déchéance psychique plus profonde présente des caractères somatiques aussi plus nets, dignes d'être mis en parallèle avec les caractères somatiques des plus inférieurs des criminels, ceux qui ont été condamnés à mort pour l'atrocité de leurs forfaits et qui peuvent être considérés comme des idiots moraux. Mais un seul caractère ou même une réunion de plusieurs caractères anatomiques ou physiologiques ne peut pas permettre de prévoir qu'un individu deviendra à coup sûr un aliéné [1] ou un criminel. Et d'autre part, lorsqu'un individu devient aliéné ou criminel à propos d'une circonstance quelconque fortuite en apparence, on ne peut pas dire qu'il s'agisse d'une folie ou d'une criminalité purement occasionnelle, purement fortuite, puisque mille autres individus soumis aux mêmes circonstances extérieures ont résisté. Jusqu'à aujourd'hui les conditions organiques

---

1. Ch. Féré et Séglas, *Contribution à l'étude des variétés morphologiques du pavillon de l'oreille humaine* (*Revue d'anthropologie*, 1886).

de ce défaut de résistance à la folie ou au crime n'ont pas encore été distinguées.

Non seulement la criminalité et la folie sont liées par une parenté évidente et par une certaine communauté phénoménale; mais leur développement paraît subordonné aux mêmes conditions sociales.

Il est certain que la criminalité et la folie [1] augmentent parallèlement à la civilisation. Il n'y a pas lieu de s'en étonner : la civilisation, en effet, le développement des sciences et de l'industrie, est la conséquence de la nécessité de l'adaptation au milieu. Les modifications cosmiques sont extrêmement lentes, mais elles déterminent des modifications organiques de l'espèce qui sont beaucoup plus rapides. Les hommes deviennent peu à peu incapables de s'accommoder des ressources dont se contentaient leurs ancêtres; la consommation en aliments, en excitants [2], en matières à satisfaction de tout ordre

1. Planès, *Quelques considérations sur la folie à Paris observée à l'infirmerie spéciale du dépôt de la préfecture*, th., 1886.

2. M. Drysdale (*Revue scientifique*, octobre 1887) a réuni un certain nombre de faits qui mettent bien en lumière l'influence déplorable de l'alcool sur la mortalité; et il est bon de rappeler l'expérience de M. Parket, qui ramène à sa valeur l'action physiologique de cet excitant. « Il choisit un certain nombre de soldats du même âge et, autant que possible, de force égale, et les divisa en deux bandes. Il donna à l'une de la bière et d'autres boissons alcooliques, à l'autre pas d'alcool, mais du thé, du café, du cacao ou de l'eau; puis il les mit toutes deux à l'ouvrage avec une paye proportionnée à la somme de travail accompli. Au début, la troupe alcoolique fit plus de travail, et quand les hommes commencèrent à se fatiguer, ils recoururent à la bière, etc., qui était en abondance à leur disposition. Mais ces boissons perdirent bientôt leur effet, et à la tombée de la nuit la troupe abstinente avait une grande avance sur l'autre. Il en fut de même pendant

s'accroît de jour en jour. Pour satisfaire ses besoins sans cesse multipliés, l'homme s'épuise à la lutte contre les éléments; et c'est pour compenser les effets de cet épuisement qu'il s'efforce d'appeler au secours de ses bras défaillants les ressources de son esprit qui vont compenser par des inventions multiples l'insuffisance de ses forces propres. Mais chaque effort nouveau d'adaptation, chaque progrès de ce que nous appelons la civilisation, est une nouvelle cause d'épuisement qui se manifeste toujours avec plus d'intensité sur les individus les plus affaiblis. Ces individus deviennent bientôt incapables de continuer la lutte, et succombent, soit à des troubles généraux de la nutrition, soit à des dégénérescences plus ou moins localisées, se traduisant par des affections organiques diverses ou des troubles fonctionnels prédominant vers l'organe le plus faible.

Or dans les conditions actuelles de la lutte pour l'existence, et en particulier dans les villes, c'est surtout le système nerveux central qui supporte les frais du travail d'adaptation. Il faut d'ailleurs remar-

---

plusieurs jours, jusqu'à ce que les non-abstinents demandassent à être traités comme les abstinents, afin, disaient-ils, de gagner plus d'argent. Au bout d'un certain temps, on fit un changement : les abstinents prirent l'alcool, et les autres l'abandonnèrent. Ce fut alors la nouvelle bande alcoolique qui eut, au commencement, l'avantage; mais, à la fin de la journée, les abstinents l'avaient devancée, et ils conservèrent le premier rang jusqu'à la fin de l'expérience. » L'alcool, comme l'opium, le hachisch et les autres excitants du même ordre, détermine momentanément une excitation physique et intellectuelle à laquelle succède une période d'épuisement. Si ces agents peuvent être d'une certaine utilité dans la production d'un effort peu durable, ils diminuent la capacité de travail pour les ouvrages de longue haleine.

quer que l'épuisement du système nerveux peut
résulter tout aussi bien d'efforts physiques que
d'efforts intellectuels ; il n'y a donc pas lieu de
s'étonner que les fonctions nerveuses soient le plus
souvent atteintes. Il y a longtemps que Tissot a
insisté sur ces effets du surmenage.

Un des principaux effets de l'épuisement nerveux
est l'incapacité de l'effort soutenu. Il est vrai que
chez les sujets congénitalement sains et bien entre-
tenus le travail excessif ne détermine qu'une fatigue en général facilement réparable ; mais si à ce
travail excessif se joignent des privations de toutes
sortes, il en résulte un épuisement plus profond et
plus durable, qui non seulement favorise la déchéance individuelle, mais encore prépare les aptitudes morbides de la génération suivante. C'est
moins en raison de la fatigue personnelle qu'en
raison de l'épuisement héréditaire, du surmenage
capitalisé, que la race subit l'impôt progressif de la
dégénérescence et devient moins capable d'efforts
productifs [1].

C'est de l'incapacité d'effort soutenu que résulte
la paresse si particulière aux dégénérés de tout ordre,
fous moraux, criminels, etc. Or, comme il faut à ces
sujets non seulement des aliments pour soutenir leur
existence, mais encore des excitants spéciaux pour
relever leur vitalité défaillante, la nécessité s'impose

---

1. Ch. Féré, *le Surmenage scolaire* (*Progrès médical*, février,
1887). Dans leurs communications à l'Académie de médecine
(juillet 1887), MM. Lancereaux et Féréol ont à leur tour insisté sur le rôle de l'hérédité dans la production des accidents
attribués au surmenage.

à eux de s'entretenir aux dépens d'efforts qu'ils sont incapables de produire eux-mêmes, aux dépens du travail d'autrui. Ils y arrivent par la ruse, ou par l'effort violent une fois donné [1].

Cette tendance à vivre de l'effort étranger est d'autant plus intense que l'exemple montre la voie; aussi la criminalité est-elle plus fréquente dans les grandes villes. Les hommes, qui se déplacent plus et vivent plus en commun, sont plus sujets à la criminalité violente au moins que les femmes, qui vivent plus sédentaires et sont d'ailleurs plus passives dans le mouvement de la civilisation.

L'instruction ne modifie en rien la marche ascensionnelle de la criminalité. Il n'y a guère lieu de s'en étonner; en effet, l'instruction ne pourrait avoir d'action utile qu'en augmentant les ressources pour la concurrence de ceux qui sont déshérités congénitalement. Lorsqu'elle ne comble pas la différence, elle ne fait que développer la sensibilité et les désirs, et par conséquent elle tend plutôt encore à exagérer la disproportion qui existe entre les besoins et les moyens de les satisfaire. Si la criminalité est relativement faible dans les professions libérales, c'est précisément parce que l'instruction particulière qu'ont reçue ceux qui les remplissent, leur fournit des armes de choix dans la lutte pour l'existence. Quand cette même instruction reste incomplète, purement théorique et anachronique, elle mérite bien la

---

1. D'après M. Marro, les trois quarts des délinquants sont dans l'indigence, et la moitié sont oisifs. Mais l'indigence elle-même résulte de l'oisiveté et de l'impuissance.

qualification d'antisociale et tous les reproches que lui adressait Bastiat[1]. On accusera peut-être un jour l'instruction obligatoire d'avoir supprimé la réserve de la race.

M. Tarde montre que la criminalité est plus considérable dans la classe industrielle et commerciale. Cette prédominance peut peut-être s'expliquer par le fait que c'est cette classe qui joue le plus grand rôle dans le travail d'adaptation, et par conséquent s'use le plus et arrive plus vite à l'épuisement.

Les surmenés de tout ordre cherchent à lutter contre l'épuisement par des excitations diverses : luxe de l'habillement, de l'ameublement, de l'alimentation, plaisirs du corps et de l'esprit. L'alcool, le tabac, le thé, etc., semblent ranimer momentanément ces êtres dégénérés; mais, d'autant plus irritables qu'ils sont plus affaiblis, ils deviennent véritablement explosifs sous l'influence des excitations auxquelles ils sont soumis.

On a beaucoup discuté sur la question de savoir si le luxe est préjudiciable au bonheur général ou s'il est utile au développement du corps social. Il semble que la physiologie pathologique montre qu'il est une nécessité de l'évolution, et qu'il constitue un des premiers signes de la déchéance. Il n'y a pas

---

1. Bastiat, *Baccalauréat et socialisme* (*OEuvres complètes*, t. IV, p. 443). — Lorsque, soutenant dans la presse l'admission des étudiantes en médecine aux concours des hôpitaux, je disais qu'en refusant aux femmes sorties de l'enseignement secondaire l'accès des écoles supérieures où elles pouvaient trouver une profession, on n'aboutirait qu'à créer une aristocratie de la prostitution, j'avais des exemples sous les yeux; ils se sont multipliés depuis.

lieu de s'étonner que les lois somptuaires n'aient jamais réussi à modifier ses progrès.

Le besoin d'excitation augmente à mesure que l'individu ou la race s'affaiblit. Chaque excitation nouvelle laisse à sa suite un épuisement proportionnel, de sorte qu'elle continue en fin de compte à précipiter la dégénérescence. Et, chose remarquable, « l'individu dégénéré, comme le fait remarquer Maudsley [1], est attiré par les relations hostiles à son bienêtre, par celles qui augmentent sa dégénération et qui tendent à le supprimer ». La justesse de cette observation se retrouve jusque dans le régime choisi spontanément par les dystrophiques, par les anémiques, les goutteux, les diabétiques. Il n'est pas nécessaire d'insister sur le rôle que l'abus de la boisson et de la débauche peut jouer dans l'accélération de la décadence, qui se manifeste à la fois par l'augmentation des maladies par ralentissement de la nutrition, des névroses, des psychoses, et par une recrudescence à peu près parallèle de la criminalité.

Mais ce n'est pas seulement sous ces formes que se manifeste l'impuissance à la lutte. J'ai essayé ailleurs de montrer comment le pessimisme se trouve lié à l'épuisement [2]. La statistique du pessimisme est d'ailleurs impossible, et on ne peut pas comparer directement ses progrès à ceux de la criminalité et des autres formes de dégénérescence. Cependant il est une manifestation objective du pessimisme qui se

1. *Physiologie de l'esprit*, trad. fr., p. 365.
2. *Revue philosophique*, juillet 1886. — *Sensation et Mouvement*, in-18, 1887, p. 129.

prête au calcul : c'est le suicide. Or l'augmentation progressive du nombre des suicides est un fait bien établi [1]. Il est surtout fréquent chez les criminels et les aliénés; mais il croît plus vite encore que la criminalité et l'aliénation. M. Tarde a bien montré qu'en somme, contrairement à ce qu'ont dit MM. Ferri et Morselli, le suicide et l'homicide vont de pair, et même se suivent suivant les âges et les saisons.

Il n'y a pas lieu d'être surpris de voir que le nombre des divorces et des séparations de corps [2] s'accroisse de concert avec celui des suicides, et conséquemment avec celui des dégénérescences et des malfaisances de tout ordre. Les malformés, les dégénérés, les impotents de tout ordre, condamnés à la souffrance par les vices de leur organisation, sont les conséquences nécessaires de leurs antécédents et du milieu où se développent si facilement le pessimisme et le suicide. Rien de surprenant à ce que les conditions qui donnent naissance à des individus qui sont incapables de supporter leur propre sort, produisent une autre catégorie d'antisociaux incapables de s'adapter à une association quelconque. D'ailleurs on a remarqué depuis longtemps que les aliénés se cherchent et se trouvent; il n'est pas rare de trouver dans les familles de névropathes des exemples de sélection dégénérative [3]; il n'est pas

1. A. Bournet, *de la Criminalité comparée en France et en Italie*, th. de Lyon, 1884.
2. Bertillon, *Étude démographique sur le divorce et la séparation de corps* (*Ann. de démographie*, 1882).
3. M. Séglas en a cité d'intéressants exemples (*Ann. de méd. psych.*, 1887, t. V. p. 471). — Gœthe (*les Affinités électives*) a

douteux que le vice et le crime donnent souvent lieu à des accouplements du même genre et tendant naturellement à la destruction [1].

Aux faits précédents qui semblent trahir une impotence progressive de la race, coïncidant avec une augmentation de la recherche des jouissances, on peut ajouter l'augmentation progressive de la domesticité [2], qui était à Paris de 112 031 en 1872, et qui est montée à 178 532 en 1801. En 1872, 58 622 domestiques étaient attachées aux personnes vivant de leurs revenus et aux personnes exerçant des professions libérales; en 1881, il y en avait 82 511 [3]. Ces chiffres semblent indiquer d'une part que les riches ont de plus en plus besoin des excitations du luxe et de secours étrangers, et que les pauvres ont de plus en plus de tendance à sacrifier leur liberté et leur dignité à un bien-être relatif acquis avec le moins de peine possible par un travail stérile. Il faut remarquer d'ailleurs que ce sacrifice est souvent le prélude d'une évolution décidément antisociale. Parent-Duchâtelet a montré que les femmes issues de la domesticité fournissaient un contingent considérable à la prostitution; et les statistiques récentes mon-

---

peut-être eu en vue cette attraction morbide en nous montrant une fille sujette à des crises de somnambulisme et à des céphalées localisées, et douée d'une sensibilité métallique particulière, qui finit par se suicider après avoir allumé trois personnages, parmi lesquels un plus exalté meurt de son amour.

1. P. Jacoby, *Etudes sur la sélection dans ses rapports avec l'hérédité chez l'homme*, in-8°, 1881.

2. G. Salomon, *la Domesticité* (*Nouvelle Revue*, février 1886).

3. La population de Paris était en 1872 de 1 988 806 habitants et de 2 269 023 en 1881.

trent qu'on peut attribuer à la domesticité un plus grand nombre d'accusés qu'aux ouvriers du commerce, de l'agriculture et de l'industrie.

On a accusé [1], et non sans raison je pense, la sélection militaire de jouer un rôle important dans la dégénérescence physiologique. Elle enlève à la reproduction, pour un temps ou définitivement, les sujets les plus propres à la lutte pour l'existence et par conséquent les moins nés pour le crime; tandis que les plus impropres à la procréation d'enfants aptes à la lutte pour l'existence pullulent d'autant plus facilement qu'ils n'ont pas de concurrents.

Ceux qui ont défendu l'idée de la perfectibilité indéfinie avant ou après Condorcet [1] (Vico, Lessing, Turgot, Price, Priestley, Kant, Herder, Saint-Simon, etc., etc.) n'ont en vue que les adaptations intellectuelles d'un petit nombre, sans tenir compte de la dégradation organique. L'émigration toujours croissante des paysans vers les grandes villes fournit de nombreux faits pour établir la réalité de ce double effet. Les habitants des campagnes les mieux doués se portent vers les villes, attirés par la multiplicité des excitations qu'ils se promettent d'y trouver. Dans ce nouveau milieu, il leur faut soumettre leur intelligence à un travail à la fois inaccoutumé et exagéré. L'action excessive de leur système nerveux ne peut se maintenir qu'au détriment des autres fonctions; aussi voit-on les populations des campagnes s'engouffrer dans les grandes villes, où elles disparais-

1. Tschouriloff, *Etude sur la dégénérescence physiologique des peuples civilisés* (*Revue d'Anthropologie,* 1876).

sent, décimées par les dégénérescences de tout ordre : scrofules, tuberculoses, névropathies, etc. Chaque excitant nouveau auquel ils ont recours ne fait que précipiter la disparition des faibles, dont l'élimination s'accentue pendant les épidémies [1].

1. L'influence nocive du besoin d'excitations nouvelles n'avait pas complètement échappé à Condorcet, mais il n'en avait pas aperçu toutes les conséquences. « Les hommes y éprouvent cependant déjà, dit-il, ce besoin d'idées ou de sensations nouvelles, premier mobile des progrès de l'esprit humain, qui produit également le goût des superfluités du luxe, aiguillon de l'industrie, et la curiosité perçant d'un œil avide le voile dont la nature a caché ses secrets. Mais il est arrivé presque partout que, pour échapper à ce besoin, les hommes ont cherché, ont adopté avec une sorte de fureur des moyens physiques de se procurer des sensations qui pussent se renouveler sans cesse : telle est l'habitude des liqueurs fermentées, des boissons chaudes, de l'opium, du tabac, du bétel. Il est peu de peuples chez qui l'on n'observe une de ces habitudes d'où naît un plaisir qui remplit les journées entières ou se répète à toutes les heures, qui empêche de sentir le poids du temps, satisfait au besoin d'être occupé ou réveillé, finit par l'émousser et prolonge pour l'esprit humain la durée de son enfance et de son inactivité : et ces mêmes habitudes qui ont été un obstacle aux progrès des nations ignorantes ou asservies, s'opposent encore, dans les pays éclairés, à ce que la vérité répande dans toutes les classes une lumière égale et pure. » (*Esquisse d'un tableau historique des progrès de l'esprit humain*, 3e époque.)

CHAPITRE IX

DÉGÉNÉRESCENCE ET RESPONSABILITÉ

On a souvent tenté de tracer des frontières entre la raison et la folie; mais ce sont de singulières frontières à la vérité que celles où il n'y a point de bornes, où l'on discute, où l'on combat toujours. Ces frontières d'ailleurs ne peuvent pas être fixées d'après des troubles psychiques tellement variables et complexes qu'on n'est pas encore arrivé à en donner une classification naturelle, mais d'après des conditions physiques dont l'étude est à peine commencée. Si les médecins ne peuvent pas s'entendre sur les limites à assigner à la raison et à la folie, ils ne sont pas plus en mesure de tracer une ligne de démarcation précise entre la folie et le crime. D'autre part, les anthropologistes qui se sont attachés à la description des monstruosités du criminel, ne sont arrivés qu'à établir des probabilités; ils n'ont pas réussi à séparer d'une façon indiscutable non seulement le criminel de l'aliéné, du dégénéré, mais pas même de l'homme réputé

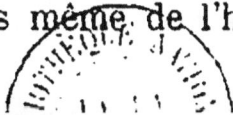

sain. Enfin l'étude des dégénérescences peut jeter
un certain jour sur l'origine de la criminalité ; mais
elle ne fait que mettre plus en évidence les analogies qui existent entre les différentes catégories de
décadents, et elle est incapable de servir à établir
des distinctions. Dans l'état actuel, l'étude généalo-
gique, anatomique et physiologique d'un individu
est insuffisante pour décider s'il a été, est ou sera un
criminel ; elle ne peut donc servir de base à une
mesure préventive ou coercitive quelconque. Ce
serait une faute que de paraître admettre que la
question de la criminalité est résolue par les études
médicales ou anthropologiques ; médecins et anthropologistes n'ont, comme le public, qu'un seul et
même critérium du criminel : c'est la preuve matérielle du crime.

Quant à décider si, sous prétexte de trouble mental, un individu dûment reconnu l'auteur d'un crime
doit être considéré devant la justice comme différent
d'un criminel, on n'a pas de bonnes raisons de le
faire. Pour soutenir que certains individus doivent
bénéficier de l'irresponsabilité matérielle, ne sont
pas imputables, parce qu'ils ne jouissent pas de leur
responsabilité morale, il faudrait qu'il fût établi qu'il
existe un état physiologique, caractérisé par des phénomènes objectifs, auquel doit correspondre un état
normal de responsabilité morale. Les études physiologiques ont eu beau démontrer que la liberté morale,
dont l'homme sain est supposé jouir, n'est qu'une
fiction, et que la volonté n'est en somme qu'une
résultante, une réaction individuelle, conséquence

nécessaire d'excitations multiples, contradictoires ou concordantes, que toutes les déterminations humaines sont soumises à toutes sortes d'influences matérielles, dont les effets varient suivant le ton de l'individu, mais ne peuvent être modifiées par aucune force immatérielle; les esprits les plus éclairés continuent à raisonner en matière de responsabilité comme si le libre arbitre était démontré par des preuves objectives au-dessus de toute contestation. On est surpris de voir que lorsqu'aucun biologiste n'apporte aucun fait en faveur de l'existence du libre arbitre, on puisse avoir la prétention de distinguer au nom de la science des individus qui ne jouissent que d'un libre arbitre atténué, avec le bénéfice d'une responsabilité partielle, et d'autres qui en soient complètement privés, avec le bénéfice d'une irresponsabilité absolue.

Spinoza a remarqué, et à juste raison, que l'homme ivre ou l'homme en délire se croient très libres de leurs actes au moment où ils le sont moins [1]. De sorte que si l'on admettait la théorie de M. Fouillée, à savoir que l'idée-force de liberté constitue la liberté, ceux qui devraient être considérés comme jouissant au plus haut degré de leur libre arbitre, de leur responsabilité morale, sont en réalité les plus impulsifs, les plus instinctifs, les plus inconscients.

La science ne fournit actuellement aucun fait objectif en dehors du crime, en dehors de l'acte nuisible, qui puisse distinguer le criminel, elle ne

---

1. Spinoza, *Ethique*, III° part., sch 3.

permet d'établir entre les criminels aucune distinction fondamentale sur l'existence d'un soi-disant
libre arbitre non pas hypothétique, mais matériellement impossible. Tous sont des nuisibles contre
lesquels la société a le droit et le devoir de se protéger. S'il ne faut pas traiter un scélérat autrement
qu'un malade, comme dit Vauvenargues, il y a des
malades contre lesquels il faut se garder [1].

1. « Quelle que soit l'idée qu'on se fait de la responsabilité
morale, il n'y a aucun doute sur la responsabilité légale ;
celle-ci n'ayant d'autre but que de préserver la société, soit
par la séquestration, soit par l'intimidation, doit atteindre
pareillement les aliénés criminels non aliénés ou supposés
tels ; ce qui revient à dire qu'il faut traiter les criminels
comme des malades, et les criminels très dangereux comme
des malades très dangereux. » (Littré et Robin, *Dictionnaire
de médecine*, 13e éd., 1873, p. 385.)

CHAPITRE X

LES NUISIBLES

C'est surtout en matière de dégénérescence que l'on peut dire que le présent prépare l'avenir. C'est non seulement en vue de sa sécurité actuelle, mais encore plus en raison de sa sécurité future, que la société doit se prémunir contre les dégénérés lorsqu'ils deviennent nuisibles. Mais qu'est-ce qu'un *nuisible?* c'est une question dont nous nous sommes déjà préoccupé [1], mais sur laquelle il y a maintenant lieu de revenir en quelques mots.

Toute destruction sans transformation ultérieure d'une chose utile à l'homme constitue pour l'humanité une perte dont les conséquences pourraient être suivies jusqu'à la destruction du monde : tout ce qui détruit, depuis l'oisiveté passive jusqu'aux appétits les plus monstrueux, constitue un acte nuisible. Tout auteur d'un acte de ce genre est un nuisible.

1. *Sensation et Mouvement, études expérimentales de psycho-mécanique*, in-18, 1887, p. 153.

Par le seul fait qu'il vit, tout homme consomme une certaine quantité de matières utiles; et il est nuisible à toute l'espèce, s'il ne concourt pas matériellement ou intellectuellement à la production ou à la répartition des matières à satisfaction : l'oisiveté n'est pas plus légitime que l'incendie; ne rien faire, ou brûler ou consommer en superfluité, amène nécessairement un retard dans l'accumulation des choses utiles, et par conséquent dans l'adaptation progressive. C'est le droit constitutionnel à l'oisiveté qui a perdu les républiques grecques et romaine [1]. Elle a cependant été énergiquement flétrie par leurs législateurs : Solon assimilait l'oisiveté au délit; et Socrate demandait comment il pouvait être honorable pour des hommes libres d'être plus inutiles que des esclaves.

Louis Blanc, voulant substituer le point d'honneur du travail au mobile de l'intérêt, pour en arriver à justifier l'égalité des salaires, voulait qu'on plaçât dans chaque atelier un poteau avec cette inscription : « Dans une association de frères qui travaillent, tout paresseux est un voleur. »

L'oisiveté est donc un vice, et la sagesse des nations a reconnu qu'elle est la mère de tous les autres. Cependant l'oisiveté n'a guère été l'objet de mesures préventives ou répressives; c'est qu'en effet elle ne présente pas de caractère objectif capable de la caractériser : l'oisiveté vigilante de l'inventeur, du

---

1. Moreau Christophe, *Du droit à l'oisiveté et de l'organisation du travail servile dans les républiques grecques et romaine*, in-8°, 1849.

savant, de l'artiste ne se distingue pas extérieurement de l'oisiveté passive de l'impotent.

Il faut reconnaître d'ailleurs que la paresse pas plus que les autres vices n'est soumise à ce qu'on appelle la volonté ; elle est en rapport avec des états organiques voisins de ceux qui entraînent les paralysies dites psychiques [1]. Aussi est-elle un phénomène commun à plusieurs formes de la dégénérescence, aux neurasthénies, à l'hystérie, à l'hypocondrie et aux états analogues, à l'épilepsie, à la criminalité, etc., à tous les états de faiblesse irritable. Aussi la voit-on associée à la légèreté, à la mobilité, aux manifestations explosives. L'impuissant qui se laisse aller à la paresse est sur la pente de la criminalité. Les convulsions sociales qui succèdent souvent aux crises commerciales, dues, non point, comme on le dit quelquefois encore, à l'excès de production, mais à l'excès de consommation, ont leurs analogies dans la vie morale des individus. Richesse c'est pouvoir, a dit Hobbes ; inversement, impuissance c'est pauvreté, et la faim est mauvaise conseillère.

Le nuisible par défaut de production est aussi bien la conséquence nécessaire de ses antécédents que l'aliéné ou le criminel. Les impotents, les aliénés, criminels ou décadents de tout ordre, doivent être considérés comme des déchets de l'adaptation, des invalides de la civilisation. Ils ne méritent ni haine ni colère ; mais la société doit, si elle ne veut pas

1. « La paresse tient souvent à une maladie particulière de la volonté, » dit Alibert (*Physiologie des passions*, 3ᵉ éd., t. I, p. 19).

voir précipiter sa propre décadence, se prémunir indistinctement contre eux et les mettre hors d'état de nuire.

Les observations de la physiologie pathologique humaine et comparée et de l'économie sociale concordent pour nous montrer que l'intérêt individuel coïncide avec l'utilité générale. Or l'utilité générale ne peut s'accommoder de la survie des improductifs. Les types zoologiques qui se sont conservés à travers les âges n'ont pu persister que grâce à cette circonstance que les dégénérés, les individus et les espèces incapables de s'adapter aux modifications du milieu ont nécessairement succombé. C'est parce que cette élimination naturelle a été troublée dans notre espèce que nous la voyons de plus en plus sujette à une quantité croissante de maux physiques et moraux. La nature est sans pitié pour les dégénérés; mais c'est à tort qu'on pourrait soutenir que la nature est insensible et immorale; il est plus exact de dire que la sensibilité d'un grand nombre d'individus et la morale qui en découle s'écartent de la nature et sont maladives.

Il faut remarquer que cette sensibilité maladive, cette diathèse d'irritabilité [1], qui constitue en quelque sorte le premier degré de la dégénérescence, est, en somme, la condition biologique la plus favorable à l'art, c'est-à-dire à l'ensemble des moyens d'expression et de propagation des émotions. Si nous reconnaissons que les poètes, les littérateurs, les

---

1. Réveillé-Parise, *Physiologie des hommes livrés aux travaux de l'esprit.* 2 vol. in-8°, 1834.

artistes de tout ordre, c'est-à-dire ceux qui sont au
plus haut degré en possession des moyens d'expression et de propagation des émotions, ne peuvent jouir
de cette propriété qu'en raison d'une émotivité
extrême, émotivité qui s'accentue d'âge en âge et
se traduit par un perfectionnement incessant de l'art,
nous devrons en conclure qu'ils sont plus capables
de nous renseigner sur la direction des tendances
dégénératives que sur l'état physiologique de la
race [1]. Lorsque nous voyons quelques-uns d'entre
eux exprimer et propager leur compassion pour les
dégénérés, il faut nous souvenir que, comme l'avait
bien remarqué Adam Smith, nous compatissons
mieux aux malheurs qui nous menacent plus directement, et ne pas nous laisser envahir par la contagion de l'émotion sympathique, en faveur des nuisibles qui ne peuvent que dégénérer et rester une
cause de souffrance pour l'humanité tout entière.
L'utilité commune, qui ne peut se séparer de l'intérêt bien compris de chacun, est la seule chose qui
doive nous préoccuper.

« Le principe de la fraternité, dit un politicien,
est celui qui, regardant comme solidaires les membres de la grande famille, tend à organiser un jour
les sociétés, œuvres de l'homme, sur le modèle du
corps humain, œuvre de Dieu. » Les inventeurs de
systèmes sociaux basés sur ce principe paraissent

---

1. « Qui serait instruit de l'origine et des progrès des arts,
connaîtrait peut-être l'histoire de tous nos vices. » (Mably,
*Entretiens de Phocion sur le rapport de la morale et de la
politique*.)

ignorer que le corps humain ne survit que lorsque
tous ses organes sont bien constitués et en pleine
santé; si l'un d'eux a subi une altération quelconque, l'ensemble en souffre, et souvent la mort
s'ensuit. Lorsqu'une partie du corps est le siège
d'une désorganisation profonde, la guérison ne s'ob-
tient que par élimination de la partie malade. Il n'y
a pas dans ce processus de base physiologique pour
le principe de la fraternité comme on le comprend
quelquefois. Il n'y a pas non plus d'appui naturel
pour les revendications du droit à l'assistance, de
l'égalité des salaires, etc., qui constitueraient des
primes aux dégénérés et aux incapables. A moins de
« changer la nature humaine », comme J.-J. Rousseau le demandait au législateur, il est impossible
de faire accepter la solidarité sans réserve dans une
société dont un certain nombre de membres sont
improductifs ou destructeurs, c'est-à-dire ne font
que recevoir et sont incapables de rien rendre,
surtout lorsque ces individus courent le plus grand
risque de ne procréer que des descendants plus
dégénérés qu'eux-mêmes. La société est un organisme [1]; elle est, comme tout organisme, menacée
de mort chaque fois qu'un de ses organes cesse sa
fonction.

1. Spencer, *Principes de Sociologie*, t. II.

CHAPITRE XI

L'UTILITÉ GÉNÉRALE ET LA PROTECTION
DES DÉGÉNÉRÉS

Au point de vue social, on peut diviser les dégénérés en deux catégories : les improductifs et les destructeurs. Ces deux catégories ne se distinguent que par le degré de nocivité, mais elles peuvent être l'objet de précautions différentes.

Les improductifs sont des impuissants par infirmité congénitale et des malades. Aux uns comme aux autres, les sociétés civilisées n'ont guère refusé leur secours, et si cette assistance a fini par se régulariser du consentement général, c'est qu'en somme elle concorde avec l'intérêt commun. En venant en aide aux infirmes et aux malformés, la société n'agit pas seulement sous l'influence d'une émotion sympathique de pitié, elle est surtout guidée plus ou moins inconsciemment par un intérêt bien entendu. Lorsqu'un enfant naît difforme, il est souvent impossible de décider quelle sera son évolution ultérieure, jusqu'à quel point il sera incapable de subvenir à ses besoins ou de contribuer au bien-être commun ; dans l'incertitude, il y a intérêt à l'élever comme s'il devait être utile : l'exemple de Tyrtée a pu montrer aux Spartiates que les noyades de l'Eurotas n'étaient pas exemptes de tout reproche. Cette réserve est d'autant plus de mise aujourd'hui que nous avons plus à attendre, dans l'état actuel de notre civilisation, des adaptations psychiques que des adaptations somatiques : Moreau de Tours a d'ailleurs bien montré les liens de parenté qui unissent le génie, quelquefois utile, aux dégénérescences [1]. Toutefois cette sollicitude ne doit pas aller jusqu'à sacrifier les individus sains aux malformés.

Quant aux malades, l'avantage que la société risque de tirer des soins qu'elle leur donne est mesuré par leur aptitude antérieure à la production ; l'utilité commune est trop évidente pour qu'il soit nécessaire d'y insister. En somme, comme le fait remarquer J. Stuart Mill [2], « dans la règle d'or de Jésus de Nazareth, nous trouvons l'esprit complet de la morale utilitaire. Faire aux autres ce qu'on voudrait que les autres fissent pour nous, aimer son prochain comme soi-même, voilà les deux règles de perfection idéale de la morale utilitaire. » Mais, pour arriver à cet idéal, il faudrait que « l'in-

---

1. Il faut remarquer que si le génie et le talent s'allient assez souvent aux névroses et aux psychoses, ils sont rarement associés au crime chez le même individu : on n'en a cité que des exemples contestables. Les inventeurs qui tuent leurs soi-disant persécuteurs, sont en général des inventeurs d'absurdités.

2. J. Stuart Mill, *l'Utilitarisme* (Bibl. de phil. contemp.), p. 33.

térêt de chaque individu fût autant que possible en
harmonie avec l'intérêt général »; il faudrait que
l'éducation et l'opinion établissent dans l'esprit de
chaque individu une association indissoluble entre
son propre bonheur et le bien de tous.

En dehors des sentiments sympathiques que
peut faire naître en nous la vue des souffrances des
infirmes et des malades, l'utilité générale nous
impose la solidarité. Bien qu'il soit facile d'établir
matériellement que, considérées en général, les
infirmités et les maladies sont en somme une cause
de déficit social, il ne serait pas légitime de laisser sans secours ceux qui en sont atteints. L'habitude d'abandonner à leur sort tous les vaincus
deviendrait bientôt sans réserve, et un instant de
déchéance accidentelle pourrait priver la société
de ses membres les plus féconds. Tout porte à
croire que l'assistance de cette catégorie d'improductifs accidentels se traduit en fin de compte par
un bénéfice social. L'utilité de l'assistance n'a pour
limite que l'encouragement à l'oisiveté et par conséquent au vice, aux destructions sèches de la
valeur; c'est ainsi qu'il faudrait comprendre ce mot
d'un économiste : « Quiconque fait l'aumône sans
examen est coupable d'un véritable délit social »
(Germain Garnier). Ce n'est pas le lieu d'insister
plus longuement pour montrer comment l'assistance est un devoir social et non pas un droit individuel (Vasco). La charité s'étendant à toutes les
peines et à toutes les misères cesse d'être utile à la
société et à l'espèce, elle ne fait que favoriser leur

déchéance. Et même lorsqu'elle s'applique aux infirmes et à bon nombre de malades, l'assistance ne doit pas aller jusqu'à favoriser leur reproduction, qui ne peut qu'être décadente [1].

Il n'y a aucune loi sur laquelle on puisse s'appuyer pour interdire les unions entre dégénérés, et on ne peut même pas supposer une loi semblable, car qui serait en mesure de décider à quel degré de dégénérescence il faut s'arrêter? Le seul moyen qui puisse être tenté est d'instruire le public, de lui apprendre par tous les moyens, comme une notion de nécessité urgente, les lois fatales de l'hérédité et de la dégénérescence, de sorte que les moins atteints sachent se mettre en garde. Il ne faut pas laisser s'accréditer cette erreur qu'une infusion de sang nouveau peut faire remonter à une famille l'échelle de la dégénérescence : à ces croisements, les races déchues ne gagnent pas ce que les bonnes perdent. Il faut que le faible périsse, telle est la loi fatale [2].

---

1. « L'individu malade et devenu incapable des fonctions naturelles de l'espèce est instinctivement exclu de la communauté », dit Maudsley, après avoir relevé chez l'homme un vague sentiment d'antipathie analogue à celui que montrent les animaux à leur congénère malade (*Crime et Folie*, p. 5).

2. « Voici peut-être la plus mélancolique des réflexions qu'on puisse faire sur l'humanité : c'est qu'on peut se demander, en somme, si la bienveillance des hommes fait plus de bien que de mal. La philanthropie fait beaucoup de bien, assurément; mais elle fait beaucoup de mal aussi. Elle augmente tellement le vice, elle multiplie tellement la souffrance, elle fait naître pour le vice et la douleur des populations si considérables, qu'on peut se demander si elle n'est pas un malheur pour le monde. » (M. Bagehot, *Lois scientifiques du développement des nations dans leurs rapports avec les principes de la sélection naturelle et de l'hérédité*, 4ᵉ éd., p. 205.)

Tout infirme a le droit de dissimuler son infirmité, et le médecin qui ne la connait qu'à cause de sa profession, a le devoir strict de lui garder le secret; mais la société n'est pas dans la même obligation. Dans les projets de revision de la loi de 1838 où l'on a eu à s'occuper de la protection des aliénés traités à domicile, plusieurs personnes ont soutenu que les inspections devaient affecter une forme particulièrement discrète dans ces conditions, ou même être supprimées, pour que le secret des familles soit respecté. Il nous parait que les familles doivent seules avoir la charge de leur secret; mais l'État n'a pas à les aider dans leur dissimulation. S'il doit au malade de le protéger contre les dangers qui l'entourent, il ne doit pas moins protéger son entourage contre les risques qu'il peut lui faire courir, et en particulier ne pas favoriser des unions dont on peut avoir à déplorer les suites. M. Thulié [1] a relevé avec raison que ce secret ne peut servir qu'à faire des dupes.

1. *La Folie et la Loi*, 1866, p. 69.

CHAPITRE XII

LE CHATIMENT ET LA PROTECTION

Si l'accord n'est pas parfait sur la conduite à tenir vis-à-vis des improductifs, il l'est encore moins relativement aux dégénérés de notre deuxième catégorie, aux destructeurs.

L'étude des phénomènes réflexes nous montre la tendance naturelle aux mouvements de défense contre les excitations venues du dehors. L'utilité de ces mouvements est incontestable, et est tellement évidente pour l'individu pris isolément, que l'idée de vengeance lui paraît inséparable de l'idée de justice : on ne peut nier le désir naturel de représailles (Stuart Mill), qui est en somme la base du droit de punir, et résumait la justice dans les sociétés anciennes. Si l'on admet en effet que c'est la certitude du châtiment qui prévient le plus sûrement le crime (Platon, Montesquieu, Beccaria, etc.), il faut convenir que le droit de punir et la justice sont inséparables; et la fonction des justiciers consiste à établir le plus strictement possible la persuasion qu'il n'existe aucun lieu sur terre où le crime puisse rester impuni. Mais le droit de punir se ressent toujours de son origine; il ne fait, en somme, que consacrer l'existence du désir naturel de vengeance individuelle, au service duquel se met la force publique.

On a contesté la légitimité des peines, soit parce qu'elles reposent sur un principe hypothétique, comme un soi-disant contrat consenti entre les hommes au moment où ils se sont mis en société (Hobbes, Locke, Grotius, J.-J. Rousseau, Beccaria, etc.), ou encore sur l'origine divine de l'expiation (Leibnitz, J. de Maistre); soit parce qu'elles ne remplissent pas le but qu'elles se proposent d'atteindre. Est-il juste de punir pour l'exemple, quand il est certain que l'exemple est en général un frein insuffisant et n'arrête guère les criminels? On ne peut guère non plus soutenir que la punition puisse être imposée pour le bien du patient lui-même : le criminel, comme le fou, agit mal parce qu'il sent mal et raisonne mal; sa sensibilité ne peut pas être modifiée par un châtiment.

S'il est insoutenable que le désir individuel de vengeance et l'utilité générale coïncident toujours ni même fréquemment, la vengeance ne peut être la formule de la justice dans un état social qui a pour base une assurance mutuelle contre les risques du dedans et du dehors. Dans un tel état, la peine peut servir à renforcer les motifs de ne pas mal faire, à prévenir quelques crimes à venir; mais elle ne peut pas constituer toute la justice.

Quel qu'ait été le fondement du droit de punir, il a pour but de prévenir et de réprimer le crime. Si depuis longtemps on a abandonné la poursuite de certains méfaits, c'est qu'on a cru reconnaitre que, dans ces cas, la peine n'avait pas d'intérêt public, et que la vengeance individuelle devait être abandonnée, quel qu'ait été le dommage causé. L'hypothèse du libre arbitre et de ses anomalies pathologiques a été le principe de ces exceptions : l'imbécile, le dément, le fou furieux, considérés comme dépourvus de leur liberté morale, ne pouvaient être identifiés aux autres hommes au point de vue de la répression, lorsque l'on considérait l'intention mauvaise comme le critérium de la culpabilité; et d'ailleurs la peine ne pouvait leur être appliquée avec fruit, puisqu'elle ne pouvait avoir sur eux une action préventive ou perfective. La première exception admise, il devenait difficile de s'arrêter, aussi ne s'arrêta-t-on pas. Toutefois ce n'est que dans le dernier demi-siècle que les folies partielles et transitoires ont été admises à bénéficier de l'immunité pénale; aujourd'hui, on ne discute même plus guère ce que l'on n'a pas craint d'appeler « les conquêtes de la médecine et de la science sur les magistrats et les lois [1] », qui sont aussi des conquêtes sur la sécurité publique et sur des intérêts privés. Peu à peu la « conquête » s'est étendue, les émotions passionnelles tendent à s'assimiler aux folies partielles ou transitoires; l'amour, la jalousie, la colère ser-

---

1. Falret, *Dict. encycl. des sc. méd.*, art. RESPONSABILITÉ, 3e série, t. III, p. 692.

vent d'excuses aux crimes les plus odieux. On reconnaîtra d'ailleurs que ces dernières « conquêtes »
ne sont pas, dans l'hypothèse du libre arbitre, moins
légitimes que les premières; car, si un individu
n'est pour rien dans l'origine de sa folie, il n'a joué
non plus aucun rôle dans la détermination de son
tempérament ou de sa constitution, c'est-à-dire de
cet état organique particulier qui résulte de la prédominance d'action d'un organe ou d'un système.
Il faut même aller plus loin, et convenir que les
intoxications si propres à exciter les passions particulières à chaque tempérament ne sont choisies
qu'en raison d'un état constitutionnel congénital ou
acquis, mais en tout cas organique et par conséquent nécessaire. Après cette concession, peut-être
voudra-t-on admettre que l'hypothèse du libre arbitre n'a rien à faire avec la justice.

Parmi ces intoxications, il en est une d'ailleurs
qui prête à des considérations intéressantes. L'ivresse
alcoolique s'accompagne de troubles mentaux, on
peut la considérer comme constituant une folie
toxique transitoire, et on la qualifie généralement
de volontaire [1] : celui qui est pris publiquement en
flagrant délit de cette folie toxique aiguë est puni
et ne peut s'en prévaloir comme d'une excuse. Mais

1. « L'homme ivre, dit M. Vétault (*Des conditions de la responsabilité au point de vue pénal chez les alcoolisés*, th., 1887,
p. 51), a généralement voulu le devenir, il a tout fait pour cela
s'il est observé, il l'est volontairement, par conséquent il ne
lui appartient pas de plaider l'irresponsabilité absolue. » La
doctrine d'Heinroth ne nous paraît pas plus applicable à l'alcoolisme en particulier qu'à l'aliénation mentale en général;
la folie n'est point la conséquence et le châtiment du péché.

la folie toxique plus durable qui résulte de l'alcoolisme chronique, c'est-à-dire de l'abus non plus accidentel, mais habituel et prolongé de l'alcool, mais la folie toxique suraiguë (*delirium tremens*), qui résulte d'excès alcooliques dans le cours de l'alcoolisme chronique, entrainent devant la loi actuelle l'irresponsabilité du criminel [1].

Cette contradiction flagrante indique au moins que le législateur a soupçonné qu'il n'est pas bon de protéger indéfiniment le crime sous prétexte de dégénérescence, qu'elle soit d'origine toxique ou autre, et qu'il est quelquefois juste, d'une manière générale, de défendre la société contre les actes nuisibles, abstraction faite de l'état mental de leurs auteurs. C'est là un fait de la plus haute importance, parce qu'il peut servir à appuyer la nécessité des réformes du droit pénal et du droit civil.

A l'époque où Georget entreprenait la « conquête » de l'impunité pour les monomanes, on reprochait déjà aux médecins de s'entendre fort mal sur les frontières de la folie [2]. Aujourd'hui, on pourrait leur reprocher de chercher à s'entendre sur les frontières du libre arbitre [3].

---

1. Quelques auteurs n'ont pas craint de pousser plus loin encore la distinction; ils ont essayé d'établir des degrés de responsabilité dans l'ivresse : elle serait inversement proportionnelle à l'intensité de l'intoxication et à la susceptibilité de l'individu.

2. Elias Regnault, *Du degré de compétence des médecins dans les questions judiciaires*, in-8°, 1828.

3. « Un séjour de vingt-sept ans parmi 1 200 condamnés nous a convaincu que sur presque tous, si ce n'est sur la totalité, le libre arbitre a subi une pression contre laquelle il n'a pu

Nous voyons donc que, si la distinction du criminel au point de vue biologique est fort difficile à établir, non seulement avec le malade, mais encore avec l'homme sain, qui porte en germe les éléments de tous les vices et de tous les délires, il est impossible de se baser sur un caractère biologique pour justifier une limite ou des degrés dans la responsabilité.

Ces difficultés de légitimer la peine et de l'appliquer font soupçonner que la peine n'est peut-être pas le moyen le plus naturel pour éviter le mal. Il est certain que l'intérêt privé n'a pas sa satisfaction la plus complète dans le châtiment de celui qui a commis l'acte nuisible; pour que cette satisfaction existât, il faudrait que le châtiment comprît la réparation intégrale du préjudice, ce qui n'a presque jamais lieu. Il est bien établi d'autre part que les peines ne réussissent en général ni à amender les coupables ni à arrêter la multiplication des criminels; elle ne satisfait donc pas non plus l'intérêt public qui participe de toutes les pertes privées.

Non seulement la peine ne remplit pas le but qu'elle doit se proposer, c'est-à-dire la réparation du dommage, mais en général elle nécessite par elle-même une nouvelle perte sociale. Ce n'est pas tout à fait sans raison qu'on a pu dire que la peine

lutter avec succès. » Tandis que M. Boileau de Castelnau (*De l'épilepsie dans ses rapports avec l'aliénation mentale, considérés au point de vue médico-judiciaire*, 1852) refuse en ces termes le libre arbitre aux criminels, M. Dally est porté à accorder le même libre arbitre aux aliénés criminels et aux criminels réputés sains d'esprit.

7.

de mort est la plus efficace et la moins coûteuse, que c'est elle qui remplit le mieux son but, que c'est la plus juste [1].

L'intérêt public ne peut être satisfait que par la suppression radicale du criminel. C'est à cette suppression que tendent les adeptes de l'école d'anthropologie criminelle en cherchant des caractères précis qui permettent de retrancher sans remords ceux qu'ils auront reconnus comme des criminels-nés. Nous avons vu que jusqu'à présent ces caractères restent illusoires.

« La morale qui protège l'individu directement en lui évitant d'être atteint par autrui, ou indirectement en sauvegardant sa liberté et en lui permettant de chercher le bonheur, est, dit Stuart Mill, la morale qui doit tenir le plus au cœur de l'homme, celle qu'il a le plus grand intérêt à professer et à renforcer par la parole et l'action. » Ce qui en effet intéresse le plus chaque individu, ce n'est pas le châtiment du coupable, mais la réparation du dommage dont il peut être victime. L'association humaine n'a pas d'autre but que la sécurité individuelle, et chaque individu achète cette sécurité en payant un impôt matériel et personnel au besoin ; la convention de la solidarité n'est pas seulement une convention tacite, chacun paye les frais de la protection. Si le droit à la vengeance peut être contesté, il n'en est pas de même du droit à la protection qui a été acheté et payé d'avance. Aussi dit-on avec raison que la fonc-

1. E. de Girardin, *le Droit de punir*, 8°, 1871.

tion de protection est la fonction essentielle de tout gouvernement.

Mais la fonction de protection n'est remplie que lorsque la sécurité de la personne et des biens de chacun est efficacement assurée. Or ce qui établit la sécurité, ce n'est pas un épouvantail constitué par un arsenal de peines inapplicables et qui ne peuvent servir à maintenir les criminels en respect, c'est la certitude que tout dommage qui n'aura pu être prévenu sera réparé aux dépens et par les soins de la communauté. Ce n'est que sur l'assurance de cette protection que la solidarité peut trouver une base inattaquable. Mais on ne devient criminel qu'en raison d'un défaut d'équilibre entre les désirs et les moyens de production propres à les satisfaire, de sorte qu'en général et tout bien pesé, le criminel n'est et ne peut être qu'insolvable. La réparation du dommage ne peut donc pas être attendue du criminel. C'est au gouvernement, chargé de la fonction de protection, et qui a manqué à son devoir, de réparer, avec les deniers publics et sous sa propre responsabilité, le mal qu'il n'a pas su empêcher. Le crime, comme les autres formes de dégénérescence, est une conséquence de l'adaptation, une conséquence de l'évolution sociale, et les dommages qu'il cause doivent être supportés socialement. D'ailleurs si l'on ne reconnait pas cette nécessité de réparation par la société, nécessité qui ne résulte pas seulement, je le répète, d'une convention tacite, mais d'un contrat parfaitement régulier et dont chaque citoyen a tout d'abord rempli les charges en

payant ses divers services qui doivent assurer sa
sécurité, il faut admettre que les citoyens inoffensifs
et productifs doivent subir les conséquences des
actes criminels dont ils sont victimes : leur responsabilité morale, si responsabilité morale il y avait,
ne pourrait pas être mise en jeu un instant; mais ils
supporteront le poids de la responsabilité matérielle
d'un acte délictueux ou criminel à l'exécution duquel
ils sont étrangers et contre lequel ils ont acquis le
droit d'être protégés. Le paradoxe de la responsabilité
des victimes est journellement réalisé, grâce à une
notion inexacte de l'utilité.

CHAPITRE XIII

SOLIDARITÉ ET RÉPARATION

Le développement des nuisibles, des dégénérés de tout ordre est la conséquence du travail d'adaptation, de la civilisation; mais il est d'autant plus rapide, qu'ils ne paraissent pas pour chacun une cause permanente de danger, et qu'on en vient à contester le droit de les supprimer et même de les tenir en respect. Leurs actes deviennent d'autant plus nuisibles et plus nombreux qu'on en poursuit moins énergiquement la réparation. De même que par la protection, par des encouragements artificiels, on attire vers certaines professions un nombre croissant d'individus qui deviennent une cause de gêne; de même, par une générosité imprudente, on encourage le vice et on multiplie le nombre des criminels.

La réparation des conséquences du crime, ne pouvant se faire aux dépens du criminel, en général insolvable, mais aux dépens de la société, qui est, en somme, le générateur du criminel, constitue non seulement un acte de justice envers la victime, qui, remplissant ses devoirs sociaux, devait être assurée contre tout risque; mais elle constitue la meilleure mesure préventive du crime. Par elle, les effets du crime, au lieu d'être sentis, surtout individuellement, par les victimes, sur lesquelles pèse tout le mal, seront sentis, surtout socialement, collectivement par tous les citoyens, qui deviennent ainsi directement intéressés à sa prévention et à sa répression.

Lorsqu'un citoyen est admis à contribuer à toutes les charges sociales, la société, représentée par son gouvernement, accepte la mission de protéger sa personne et ses biens contre tous les risqnes qui viennent de l'extérieur ou de l'intérieur. Les agents qui sont préposés à cette protection sont supposés suffire à leur tâche; leur rôle est inefficace, s'ils ne sont pas en mesure de prévoir tout ce qui peut nuire à un citoyen quelconque. Or la raison et le code civil sont d'accord pour nous apprendre que l'on est matériellement responsable non seulement du dommage que l'on cause par son propre fait, mais encore de celui qui est causé par le fait des personnes dont on doit répondre ou des choses que l'on a sous sa garde : on est responsable du dommage causé par ses enfants mineurs, ses domestiques, ses employés, ses élèves, ses animaux, ses bâtiments qui menacent ruine [1]. Le

---

1. Un seul article du code pénal a trait aux dommages causés par les aliénés : art. 479 : « Seront punis d'une amende de 11 à 15 francs inclusivement..... 2° ceux qui auront occasionné la mort des animaux ou bestiaux appartenant à autrui, par l'effet de la divagation des fous ou furieux, ou d'animaux

gouvernement qui a accepté la charge de la protection sociale ne peut soutenir, il semble, qu'il ne
soit responsable, au même titre, des dommages
causés par la négligence et l'impuissance de ses
agents. Mais, comme le gouvernement ne peut payer
qu'aux frais de la collectivité, il résulterait de l'application de sa responsabilité que le crime, manifestation sociale de la dégénérescence, aurait une
réparation sociale. Chaque citoyen ayant à payer
une part de cette réparation comprendrait plus directement l'utilité de concourir par lui-même, dans la
mesure de ses forces disponibles, à la prévention
des nuisances de tout ordre, c'est-à-dire à la prévention des dégénérescences [1]. Chacun devrait pouvoir s'instruire de l'intérêt qu'il a à cette prévention
dans une sorte de budget de la dégénérescence, établi par chapitres, comprenant à la fois la statistique
et la perte produite par les crimes, les délits, les
maladies, la paresse, etc.; il pourrait ainsi doser en
quelque sorte l'intérêt qu'il a à combattre les différents modes de la déchéance de la race [1]. C'est la
statistique qui est la conscience de l'organisme
social : ce n'est que par elle qu'il peut avoir la perception nette et précise et le souvenir des phénomènes nutritifs qui se passent dans ses organes et
de tout ce qui peut exciter sa sensibilité, que le

malfaisants ou féroces, etc. » Il est remarquable que le législateur ait limité aux animaux sa protection.

1. « Tout l'art du législateur consiste donc à forcer les
hommes, par le sentiment de l'amour d'eux-mêmes, d'être
toujours justes les uns envers les autres. » (Helvétius, *De
l'esprit*, disc. II, ch. XXIV.)

défaut d'éducation a laissée encore si vague. Cette conscience n'a chance d'être entendue de tous et à tout moment que si elle s'impose avec la nécessité de payer le déficit qu'elle met en évidence.

La solidarité ainsi comprise rend accessoires toutes les peines. « Ce n'est pas la rigueur du supplice qui prévient le plus sûrement les crimes, c'est la certitude du châtiment... L'homme tremble à l'idée des maux les plus légers lorsqu'il voit l'impossibilité de s'y soustraire. » (Beccaria.) « Qu'on examine la cause de tous les relâchements, on verra qu'elle vient de l'impunité des crimes et non pas de la modération des peines. » (Montesquieu.) Or l'impunité doit nécessairement cesser dès que tous sont directement intéressés à la réparation [1].

Il est certain que la misère et ses satellites fidèles, le crime et la maladie, ne peuvent disparaître, sans cesse alimentés qu'ils sont par l'épuisement qui résulte de l'exagération croissante des efforts d'adaptation. Les dégénérescences, déchets de la civilisation, se produisent nécessairement; leur augmentation est d'autant plus rapide qu'elle est favorisée par la partie plus vivace de la société qui regarde impassiblement non seulement cette production en quelque sorte mécanique et nécessaire, mais qui encourage sa repullulation dans des milieux favorables, et aide leur survivance par des mesures de charité

---

1. Au congrès de Rome (1885), on a proposé d'opérer le dédommagement au moyen d'une caisse des amendes (Rapport de M. Fioretti : *Des meilleurs moyens pour obtenir le dédommagement du crime*).

mal éclairée. La société qui en souffre semble ne rien voir de ce processus. Le plus sûr moyen de faire ouvrir grandement les yeux à ce spectateur aveugle est de lui présenter la note détaillée de l'entretien des dégénérés. Un pareil procédé d'instruction, qui aurait pour résultat à la fois de réparer les dommages indûment supportés et de restreindre le nombre et les manifestations de tous les nuisibles, ne saurait qu'être utile et par conséquent juste.

CHAPITRE XIV

LA RÉSISTANCE A LA CRIMINALITÉ

Les études modernes, en mettant en lumière son hérédité fréquente en même temps que ses analogies et sa parenté avec les dégénérescences, semblent avoir établi la fatalité du crime. Elles ont montré en outre que si les dégénérés présentent plus souvent que les sujets normaux certains caractères physiologiques et anatomiques, ces caractères ne sont pas exclusifs à une variété de dégénérés, ne peuvent pas servir de critérium et ne permettent pas de prendre des mesures préventives définitives contre des individus dont on ne peut prévoir avec précision l'évolution ultérieure. Les malfaiteurs n'ont qu'un caractère spécifique : c'est leur méfait. Si les mesures préventives contre la fatalité du crime ne peuvent pas être basées sur les caractères anatomiques et physiologiques des criminels, peuvent-elles l'être sur des conditions physiologiques et sociologiques dans lesquelles les méfaits se produisent? Peut-on établir qu'il existe des conditions dans les-

quelles la prédisposition fatale au crime se manifes-
tera nécessairement ou du moins avec une grande
probabilité? Oui, ces conditions existent, et elles ont
déjà été étudiées [1], mais mériteraient de l'être avec

1. Virgilio et Rossi, *Influence de la température et de l'alimentation sur la criminalité en Italie de 1875 à 1884 (Congrès*

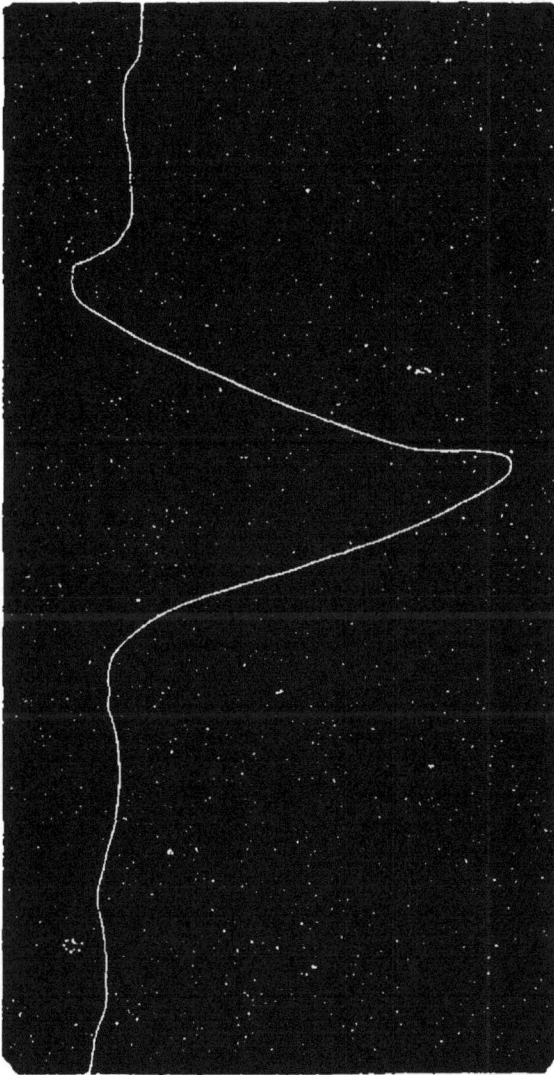

Fig. 21. — Tracé phéthnsmographique montrant la diminution de volume de la main droite et de l'avant-bras au moment où, le sujet étant placé sur le tabouret de la machine statique, on décharge la machine.

de Rome, 1885). — P. Bernard, *Des attentats à la pudeur chez
les petites filles,* th. de Lyon, 1886, etc. — Colajanni, *Oscillations thermométriques et délits contre les personnes* — Ferri,

plus de soin, parce que les mesures préventives qui reposeraient sur leur connaissance auraient pour avantage d'être impersonnelles. Ces conditions peuvent, en somme, se résumer dans la misère physiologique. Ceux qui en raison de leur organisation défectueuse sont incapables de subvenir à leurs besoins, deviennent nécessairement une cause de déficit social; et si c'est de l'oisiveté que procèdent tous les vices, c'est qu'en vérité tous les affaiblis ont besoin à de certains moments d'excitations excessives qu'ils ne peuvent se procurer qu'aux dépens du fonds commun.

Tout improductif, qui est déjà une charge pour la communauté, ne peut que devenir plus nuisible si l'on ne parvient pas à modifier sa constitution ou les circumfusa qui déterminent chez lui des réactions mor-

Variations thermométriques et criminalité, etc. — On sait que les différences de pression atmosphérique jouent un rôle important sur la nutrition. Bucquoy, Junod et Pravaz ont constaté à l'aide du dynamomètre l'augmentation de la puissance musculaire sous l'influence de l'augmentation artificielle de pression; j'ai vérifié le fait sur moi-même dans plusieurs circonstances. Inversement, dans les mines du Popocatepelt, à 5 000 mètres d'altitude, les Indiens ne peuvent travailler que quelques heures par jour et avec de fréquentes interruptions.

L'état électrique de l'atmosphère ne joue pas un rôle moins important que la pression. J'ai observé que sur le tabouret de la machine statique la pression dynamométrique augmente considérablement, et j'ai pu constater d'autre part (fig. 21) que les membres augmentent de volume chez les hystériques sous l'influence de la charge électrique, tandis que ce volume diminue lorsque l'on interrompt l'isolement, pour revenir à son état primitif quand il est rétabli.

Ces faits que l'on pourrait multiplier sont bien propres à faire comprendre comment toutes les modifications des circumfusa et des ingesta peuvent agir sur des organismes détériorés dont la plupart des réactions sont pathologiques.

bides. Si chacun avait présente à l'esprit la nécessité
de supporter les conséquences non seulement des
actes destructeurs, mais aussi de l'oisiveté, on s'in-
téresserait plus aux mesures d'hygiène physique ou
morale capables de diminuer les causes des impuis-
sances momentanées ou des pertes irréparables de
forces vives. Chacun, se sentant intéressé directement
à la santé publique, non plus par des raisons tirées
d'un sentimentalisme sans base objective, mais par
des raisons d'intérêt personnel, ne pourrait qu'être
excité à venir en aide à la police sanitaire aussi bien
qu'à la police ordinaire et à chercher de nouvelles
mesures propres à les perfectionner.

Si l'on avait démontré jusqu'à l'évidence que la
prévention des dégénérescences, comme la prévention de la misère et des maladies, est pour chacun
une affaire urgente d'intérêt personnel, la question
de la criminalité aurait fait un pas considérable.

Ainsi, pour nous, les dégénérescences ont une
origine sociale et la société doit en supporter les
conséquences matérielles; les dégénérés sont des
déchets sociaux, leurs actes nuisibles doivent être
réparés intégralement aux dépens de la société [1].
Cette obligation qui impose à tous les charges de la
solidarité est le remède aux dégénérescences, et ses

1. E. de Girardin s'appuyait exclusivement sur l'inefficacité
des peines corporelles pour proposer d'admettre la responsabilité pécuniaire des parents au même titre qu'ils héritent
et dans l'ordre qui leur est assigné par les articles 733, 734,
736, 737, 738 du code Napoléon. La solidarité des familles et
des communes n'était d'ailleurs pas une innovation de sa part.
(*Le droit de punir*, p. 165.)

effets sont d'autant plus sûrs qu'elle est remplie plus complètement, c'est-à-dire que les devoirs de la solidarité sont plus lourds.

Les criminels et les autres dégénérés sont les conséquences de leurs antécédents, et plus ou moins influencés par leur milieu. Malgré de grandes probabilités tirées de leurs caractères physiques et de leurs manifestations physiologiques ou psychiques, rien ne prouve que, considérés individuellement, leur évolution soit nécessairement fatale. C'est donc contre les méfaits seulement et non point contre l'existence de ceux qui les commettent que la société a le droit de se prémunir.

La condition pathogène primordiale du vice et du crime est la misère physiologique; c'est sur elle que la sollicitude publique doit se porter tout d'abord. Mais, malheureusement, les données de la science relativement aux meilleures conditions de la vie varient incessamment, et avec elles la notion d'utilité générale et la morale. Elles sont rarement assez précises pour pouvoir servir de base à des lois coercitives. Ce que nous savons par exemple de la dégénération progressive par hérédité ne nous permet pas de soumettre la reproduction des dégénérés à un contrôle légal.

Toutefois la diffusion de notions relatives à l'hérédité est peut-être capable dans une certaine mesure de diminuer le nombre des unions dégénératives; et on peut espérer que les connaissances d'hygiène générale réussiront à modérer la marche progressive des déchéances physiques. Les notions relatives aux

conditions génératrices artificielles des dégénérescences, telles que les intoxications par l'alcool, par le
tabac, par l'opium, etc., la mauvaise hygiène générale, l'insuffisance de l'alimentation, l'aération défectueuse, etc., peuvent diriger des mesures préventives à la fois plus efficaces et plus faciles à imposer,
parce qu'elles ne s'attaquent pas directement aux
hommes, mais aux choses. Il n'est point nécessaire
de s'arrêter à démontrer qu'une meilleure hygiène
des générateurs serait capable d'influer heureuse-
ment sur leurs produits.

S'il est difficile d'obvier à la genèse des individus
mal armés pour le combat de la vie, il est moins
aisé encore de venir en aide d'une façon efficace à
ceux qui sont nés dans ces conditions défectueuses
ou qui sont menacés du même danger par le manque
de soins dont ils ont à souffrir dans leur enfance et
leur jeunesse; il est plus malaisé encore de secourir
utilement ceux qui, arrivés à l'âge adulte, sont définitivement en déficit. Et cependant il est de l'intérêt bien entendu de la société de donner à ces
déshérités des armes supplémentaires qui les mettent en mesure de soutenir moins désavantageu-
sement la lutte, et permettent, à quelques-uns au
moins, de ne pas tomber plus bas dans la classe des
nuisibles. Le patronage des enfants moralement
abandonnés n'a pas encore fait ses preuves, et le
patronage des libérés n'a encore fourni que des
résultats peu encourageants. Les dégénérés, précisément en raison de leur débilité et de leur défaut d'adaptabilité natives, sont peu en mesure d'ac-

quérir un surcroît d'aptitudes spéciales et de conserver définitivement un avantage qui leur a été en quelque sorte artificiellement imposé.

L'adaptation sinon le perfectionnement des dégénérés constitue une tâche hérissée de difficultés, parce que l'influence des agents extérieurs sur le développement de l'homme est trop peu connue pour qu'on puisse avoir la prétention de la diriger d'une manière rationnelle et fructueuse. La difficulté de les améliorer est donc grande, peut-être au moins est-il possible de modérer leur action nuisible.

Nous nous sommes proposé de montrer que le plus sûr moyen d'arriver à la prévention des faits nuisibles en général est d'en assurer la réparation par la société, qui doit constituer une sorte d'assurance mutuelle contre les risques. La solidarité dans la réparation peut seule rendre évidente pour chacun la nécessité de rechercher les moyens d'éviter le mal ; c'est à la fois la base de la justice et la base de la morale.

Si la société doit être sans haine ni colère contre les nuisibles, qui sont en somme des conséquences sociales ; si, dans l'ignorance où elle est de leur évolution ultérieure, elle ne voit pas l'utilité évidente et le droit de les supprimer ; il ressort au moins des faits qu'elle doit les considérer comme ses débiteurs tant qu'ils n'ont pas restitué l'équivalent de la perte sociale qu'ils ont produite soit par la destruction qu'ils ont effectuée, soit par le trouble qu'ils ont apporté à la sécurité publique. Elle a le droit de les tenir en tutelle jusqu'à ce que la réparation soit complète et qu'ils ne constituent plus une menace de danger pour la sécurité générale, perpétuellement s'ils sont insolvables et définitivement improductifs. La réparation entraîne la réhabilitation, qui ne peut être obtenue par aucun autre moyen.

La société doit en outre exiger du condamné les frais de son entretien pendant la durée de la contrainte et une amende proportionnée à ses conditions pécuniaires, cette amende constituant une réparation justifiée par le trouble apporté à la sécurité publique.

Lorsque le nuisible est incapable de rien faire pour la réparation, la société ne peut que renoncer à couvrir sa perte, se borner à le mettre dans l'impossibilité de nuire, et à ne dépenser pour lui que ce qui est strictement nécessaire à l'entretien de son existence. Que le criminel devienne « comme Caïn fugitif et vagabond sur la terre », comme le voulait E. de Girardin, c'est le contraindre à de nouveaux crimes. Qu'on le traite de telle façon qu'il soit obligé de s'accommoder à la vie sociale ou de mourir de faim, comme le veut M. Spencer [1], c'est lui infliger une peine dont on ne peut pas établir la légitimité.

La justice ne saurait admettre aucune distinction fondamentale entre les nuisibles basée soit sur un état pathologique, puisque tous les antisociaux peuvent présenter des altérations tant somatiques que psychiques, soit sur une modification plus ou

---

1. Spencer, *Morale de la prison* (*Essais de morale, de science et d'esthétique*, 2º éd., t. II, p. 349).

moins momentanée du soi-disant libre arbitre, puisque le libre arbitre n'est qu'une hypothèse sans fondement scientifique. Le principe de l'égalité devant la loi doit être absolu; rien n'autorise à créer une immunité en faveur d'une catégorie d'individus qui ne se distinguent que par la forme de leur dégradation physique et mentale [1]. Qu'un anomal, criminel, aliéné ou décadent quelconque, ait été reconnu l'auteur d'un acte nuisible, aucun principe d'utilité et de justice ne peut s'opposer à ce qu'il soit soumis à la réparation du dommage; s'il est inapte à cette réparation, la famille, la commune ou l'État doivent y suppléer. « C'est un grand luxe que de conserver chez soi un aliéné ou un épileptique malfaisant. Or la famille qui souscrit à ce luxe doit constamment songer à ce que sa sollicitude privée ne puisse porter préjudice à personne, sinon, en cas de négligence, j'admets volontiers la responsabilité civile de la famille. » Cette conclusion de Legrand du Saulle [2] pourrait trouver de nombreuses contradictions dans d'autres parties de ses ouvrages; mais elle nous paraît très conforme à la justice.

Ce n'est guère que sur la légitimité de la réparation soit par les familles, soit par la commune ou

---

1. Il faut remarquer d'ailleurs que l'immunité des criminels-malades n'est pas générale; sous prétexte d'altération organique et d'absence de libre arbitre, ils sont souvent condamnés à une séquestration perpétuelle, mesure fréquemment disproportionnée avec leur crime, et qui, comme le suggère M. Dally, pourrait être mieux appliquée aux récidivistes auteurs de plus de la moitié des crimes commis.

2. Legrand du Saulle, *Études médico-légales sur les épileptiques*, 1877, v. 224.

par l'État des dommages causés par les aliénés que peuvent s'appuyer le droit de séquestration préventive [1] de ceux qui n'ont encore commis aucun acte nuisible [2] et le droit d'intervention dans leurs affaires privées.

Si la science reconnaît que tel dégénéré est plus qu'un autre susceptible d'une modification favorable sous l'influence de mesures hygiéniques ou thérapeutiques convenables, elle peut le réclamer pour l'aider à ressaisir sa puissance et racheter son indépendance; mais cette intervention doit être toujours subordonnée à l'intérêt général, la science ne peut pas nier que le mal ait été commis, ni prouver que

1. Il est à désirer que l'intervention judiciaire soit définitivement admise dans la loi en ce qui concerne la séquestration. Ce n'est pas sans raison qu'on a protesté contre le rôle prépondérant que, d'après la loi de 1838, le médecin joue dans cette mesure, comme le fait remarquer avec raison M. le docteur Fiaux : « Se placer au seul point de vue technique et professionnel pour donner la solution de questions qui n'intéressent pas seulement la santé, mais la liberté et les droits de l'individu, est une des conceptions les plus monstrueuses qui puissent traverser le cerveau d'un personnage sans mandat de magistrat ou de législateur. » (*La compétence sociale des médecins*, in *Revue de morale progressive*, 1887, p. 40.)

2. Il est impossible d'établir sur une base scientifique la distinction entre les aliénés dangereux et les aliénés inoffensifs (Dagonet, *Ann. médic.-psych.*, sept. 1882, p. 301; — Legrand du Saulle, *Rapport au nom de la commission du Sénat*, par Roussel, p. 270; — Mettetal, *Annexe au même rapport*, p. 279), etc. La plupart des accidents, incendies, meurtres, coups et blessures, viols, etc., sont dus à des aliénés réputés inoffensifs. « Le plus grand nombre des aliénés criminels que j'ai rencontrés dans ces asiles depuis vingt-cinq ans, dit M. Constans (*Aperçus critiques sur les derniers projets de modification de la loi du 30 juin 1838* [*Ann. méd.-psychologiques*, 1882, t. X, p. 436]), étaient avant leur crime restés libres pendant bien longtemps comme non dangereux. »

les victimes doivent légitimement supporter les conséquences matérielles de l'acte nuisible, ou que la société doive supporter de préférence les conséquences de telle forme dégénérative.

M. O.-H. Smith a suggéré à M. Spencer un moyen intéressant de garantie contre les criminels : quand la réparation du dommage a été faite, une personne « honorable et dans une bonne position » peut rendre la liberté au condamné en répondant premièrement de « toute injustice que le libéré pourrait commettre envers ses concitoyens ». Ce moyen paraît particulièrement applicable aux criminels malades dont le médecin peut devenir le garant naturel [1].

On peut imaginer telles conditions dans lesquelles la dispense de la réparation puisse être accordée au criminel dans l'intérêt public; mais on ne peut pas admettre que cette dispense soit accordée aux dépens du particulier que le criminel aura choisi pour victime. La dégénérescence, quelle que soit son origine, ne peut pas constituer une exemption de criminalité prévue; si une telle exemption existait, elle serait un encouragement aux nuisibles de toutes sortes. On ne peut pas dire qu'une protection soit due aux dégénérés improductifs au préjudice des individus sains, artisans du bien-être social.

Si le criminel d'ailleurs n'a pas de caractères

---

1. Ce moyen, proposé par M. Spencer, ne serait d'ailleurs acceptable que si le garant était lié envers le libéré, autrement le libérateur et le condamné ne seraient plus dans le rapport de patron à employé (Spencer), mais dans le rapport de maître à esclave; ce serait retourner à l'esclavage de la peine des anciens.

objectifs qui le distinguent d'autres dégénérés, le médecin n'a pas à intervenir dans l'appréciation de leur imputabilité ; il ne peut pas influer préventivement sur l'application et la loi. Pour ne pas sortir de son rôle, il doit, lorsque le juge s'est prononcé, se borner, en se basant sur les probabilités fournies par les troubles subjectifs de l'intelligence et surtout par les troubles somatiques, à indiquer les meilleures conditions d'hygiène physique et morale qui peuvent convenir à chaque cas particulier, à décider si à tel malfaiteur c'est le traitement pénitentiaire ou le traitement hospitalier qui convient le mieux.

CHAPITRE XV

LE TRAITEMENT DE LA CRIMINALITÉ

L'expérience a montré que les dégénérés ne sont pas modifiés par les peines; et il semble établi que c'est surtout en se tenant sur la défensive permanente que la société peut espérer à la fois les tenir en respect et modérer leur multiplication progressive faute de moyens d'existence. Mais sont-ce là les seuls remèdes préventifs qui puissent être tentés contre l'invasion de la criminalité sous ses différentes formes?

A côté des moyens répressifs violents, des mesures coercitives de toutes sortes, on en a proposé d'autres que l'on pourrait désigner sous le nom de moyens de douceur. On a pensé par exemple que l'instruction et l'éducation étaient capables de développer les sentiments moraux [1]. Il y a longtemps que ce moyen est jugé par la statistique criminelle. Le traitement moral des criminels n'a guère plus de chance de suc-

1. Laville. *De l'hérédité de l'imitation et l'éducation au point de vue de l'hygiène mentale.* Th. Bordeaux, 1883.

cès que le traitement moral des aliénés, et pour les mêmes causes : ce n'est pas avec des arguments, ce n'est pas avec des syllogismes que l'on peut suppléer à des défectuosités organiques. « Tous les êtres, se dit le Bouddha [1], qu'ils soient infimes, médiocres ou élevés, qu'ils soient très bons, moyens ou très mauvais, peuvent être rangés en trois classes : un tiers est dans le faux et y restera ; un tiers est dans le vrai ; un tiers est dans l'incertitude..... Que j'enseigne la loi ou que je n'enseigne pas la loi, cette partie des êtres qui est certainement dans le faux ne la connaîtra pas ; que j'enseigne ou que je n'enseigne pas la loi, cette partie des êtres qui est certainement dans le vrai, la connaîtra ; mais cette partie des êtres qui est dans l'incertitude si j'enseigne la loi, la connaîtra ; si je n'enseigne pas la loi, elle ne la connaîtra pas. »

L'éducation et l'instruction n'ont de prise que sur un nombre limité d'individus qui ne sont pas décidément orientés vers le mal par la défectuosité de leur organisation, et chez lesquels il est possible de multiplier et de développer les motifs de se conformer aux lois de l'utilité générale. Ce n'est que dans cette mesure que l'instruction peut concourir à nous délivrer du mal : « La liberté de l'homme ne consiste pas, dit Littré [2] en ce qu'un motif plus faible l'emporte sur le plus fort ; cela est impossible ; elle consiste à aug-

1. Barthélemy Saint-Hilaire, *le Bouddha et sa Religion*, 1862, p. 32.
2. Littré, *Origine de l'idée de justice* (*Revue de philosophie positive*, 1870, t. VI, p. 171).

menter le nombre des motifs dans l'esprit de l'individu, afin que leur conflit l'éclaire et le soustraie à la toute-puissance d'un motif unique. Plus un être vivant est bas dans l'échelle zoologique, plus un être humain est bas dans l'échelle psychique, moins il a de motifs à sa disposition, et plus il est exposé à être la proie d'un seul, qui, s'il est mauvais, l'entrainera à tout mal. Or le moyen capital d'augmenter pour chacun la somme des motifs est l'éducation. » Mais cet effet de l'éducation est subordonné au développement intellectuel; or il paraît certain que l'intelligence est primitivement atteinte chez les candidats au crime.

Quant à la possibilité de corriger les causes excitantes de la perversité, l'expérience est aussi loin de la démontrer. Le problème de la misère n'est pas près d'avoir sa solution, précisément parce que la principale cause de la misère réside dans une infériorité organique. Le luxe qui est un autre facteur puissant de la criminalité, est aussi la conséquence d'une dégradation contre lequel les lois sont restées et resteront à jamais impuissantes.

On peut ranger encore parmi les conditions étiologiques de la criminalité certaines excitations toxiques et en particulier l'abus de l'alcool. Il semblerait au premier abord qu'il fût plus facile d'y opposer un frein par des mesures fiscales; mais de ce côté encore l'expérience démontre l'inanité des lois. Les moyens de restriction qui ont pour base l'établissement d'un monopole de l'état n'ont pas fait leurs preuves; ils sont d'ailleurs en contradiction flagrante avec les lois naturelles de l'économie sociale, et il est à craindre qu'ils ne fassent que reculer la solution de la question en la dénaturant.

Un autre ordre d'influences qui joue un rôle important dans l'excitation de la criminalité, c'est l'exemple. Nous avons vu ailleurs la démonstration expérimentale de ce fait que l'idée d'un acte, c'est déjà l'acte qui commence [1]. Non seulement l'exemple du crime, mais son évocation par la publicité des procès criminels, par les descriptions malsaines de certains littérateurs plus avides de gain que de bonne renommée, sont des procédés on ne peut plus propres à propager le crime. Il semble que ces sortes d'excitations soient assimilables aux outrages aux mœurs et pourraient être passibles des mêmes mesures légales; mais on ne songe pas à des mesures de ce genre, parce qu'il est impossible de déterminer les limites dans lesquelles elles sont applicables ou efficaces. En réalité la thérapeutique prophylactique du crime basée sur les données étiologiques manque encore absolument de faits expérimentaux sur lesquels elle puisse s'appuyer.

L'inefficacité des peines tant comme moyen préventif ou d'intimidation que comme moyen curatif ou de répression ne fait guère de doute pour personne; la vulgarisation de l'enseignement de la loi ne peut être que d'une grande utilité.

Le seul moyen curatif qui soit en voie d'étude et auquel l'expérience semble être favorable est l'as-

1. *Sensation et Mouvement*, p. 8.

sistance. Ce mot d'assistance appliqué aux nuisibles de tout ordre, aux criminels, peut choquer au premier abord; mais il n'en est pas moins légitime, il s'applique rigoureusement à la chose qu'il est appelé à désigner, et la chose répond exactement à un désidératum physiologique. La condition primordiale du crime est en somme le défaut d'équilibre entre les besoins et les moyens de production de l'individu. Or nous verrons que le mode de traitement pour lequel se montre actuellement dans plusieurs pays une prédilection marquée, et qui paraît même sur certains points avoir déterminé un abaissement de la criminalité, consiste précisément à habituer le criminel à se passer des moyens d'excitation des jouissances auxquelles il était porté, et à augmenter ses moyens de production.

Mais il n'est pas sans intérêt de montrer les analogies qui existent dans les tendances qui se manifestent spontanément dans la pratique relativement au traitement et à l'assistance des aliénés et des criminels. Ces analogies sont peut-être de nature à indiquer la direction d'une évolution naturelle vers la solution de la question.

CHAPITRE XVI

LE PATRONAGE FAMILIAL DES ALIÉNÉS

La cause qui domine le développement des affections mentales, la cause des causes, est la dégénérescence organique héréditaire, congénitale ou acquise, permanente ou momentanée, et qui se traduit par une susceptibilité spéciale du système nerveux. Cette susceptibilité n'entre en jeu que sous l'influence de causes extérieures plus ou moins faciles à saisir, mais inhérentes au milieu dans lequel vit l'individu prédisposé. Ces influences extérieures altèrent le milieu intérieur en modifiant non seulement les fonctions psychiques, mais l'universalité des fonctions organiques, dont dépend l'intégrité des phénomènes intellectuels. Les altérations organiques liées aux troubles mentaux affectent en général un caractère dépressif, ne peuvent être modifiées; le milieu intérieur ne peut être restitué à son état normal qu'à la condition expresse que la cause extérieure ait cessé d'agir.

Aussi l'agent le plus puissant du traitement des

maladies mentales consiste-t-il dans l'isolement, mesure physiologiquement logique, en ce sens que son premier effet est de supprimer les influences au milieu desquelles la maladie a pris naissance; il a pour but de soustraire le malade à la continuité de l'action de la cause déterminante. Il ne suffit pas que l'émotion, peut-être accidentelle, qui a précédé l'explosion des accidents, ait disparu, pour que le malade puisse être considéré comme à l'abri de son influence pathogène. Précisément en raison de la nature dégénérative et souvent héréditaire de son affection, l'aliéné n'est point en général dans sa famille une exception formelle; il n'est point rare que ceux qui l'entourent souffrent de son mal à un certain degré; le névropathe vit fréquemment dans une atmosphère de nervosité d'où il doit être enlevé.

L'isolement est donc un remède puissant; mais ce remède, qui serait difficilement accepté par un individu sain d'esprit, soulève souvent de violentes protestations de la part du malade, et il doit être imposé dans la majorité des cas.

C'est à cette circonstance qu'est due la confusion que l'on fait souvent entre l'isolement et la séquestration.

Qu'est-ce donc que l'isolement ? « Il consiste, dit Esquirol [1], à soustraire l'aliéné à toutes ses habitudes, en l'éloignant des lieux qu'il habite, le séparant de sa famille, de ses amis, de ses serviteurs, l'entourant d'étrangers, changeant toute sa manière

---

1. Esquirol, *Traité des maladies mentales*, t. II, p. 313.

de vivre »; « à changer radicalement le milieu dans lequel vit le malade, en l'éloignant complètement de son entourage habituel, et provoquant chez lui des impressions toutes nouvelles [1] ». L'isolement ainsi compris peut nécessiter la séquestration, lorsque le malade oppose un refus formel, ou manifeste des tendances telles qu'elles constituent un danger pour lui-même ou pour les autres; mais il n'y a pas identité entre les deux choses : l'isolement est une mesure d'hygiène intellectuelle et morale, qu'il appartient au médecin de prescrire; la séquestration est une mesure d'ordre public, et en même temps une atteinte à la liberté individuelle ; elle ne peut être ordonnée que par la justice, qui doit pourvoir à la sécurité du malade et de ses biens. En raison de la nécessité qui s'impose dans la plupart des cas de la protection légale de l'aliéné et de ses intérêts, l'isolement doit être toujours soumis au contrôle judiciaire.

Les mesures propres à assurer la sécurité publique, constituant en somme la fonction de protection qui est dévolue à l'État, il n'y a pas à s'étonner que quelques défenseurs jaloux de la liberté individuelle aient eu l'idée de confier exclusivement à l'état la séquestration des aliénés.

Dans la pratique, l'isolement et la séquestration se confondent le plus souvent, parce que la plupart des aliénés sont traités dans des établissements fermés, dans lesquels ils sont maintenus sous une surveil-

1. Griesinger, *Traité des maladies mentales*, éd. franç., 1865, p. 521.

lance permanente, soumis à une discipline généralement uniforme.

Ces agglomérations d'aliénés, peu favorables d'ailleurs au traitement individuel d'affections très diverses, altèrent singulièrement la valeur de la mesure
hygiénique dont ils ont été l'objet. On les a séquestrés
pour les faire jouir des avantages de l'isolement; ils
sont bien isolés de leur milieu, mais ils sont confinés
dans un milieu morbide. Dans un grand nombre de
cas, ce milieu nouveau, si morbide soit-il, est favorable à l'évolution de la maladie mentale. On voit
souvent l'excitation la plus bruyante se calmer dès
l'entrée du malade dans l'asile; et il ne faut pas
croire que la contagion des idées délirantes soit
fréquente. Cependant un bon nombre d'aliénés, et en
particulier ceux qui sont atteints des formes dépressives, ceux qui ont conservé la plus grande partie
de leurs facultés et de leur conscience, souffrent du
contact des autres malades, et sont vivement affectés
par la discipline commune et par la perte absolue de
leur liberté; et on peut dire qu'à un certain nombre
d'entre eux au moins la séquestration fait perdre le
bénéfice de l'isolement.

L'organisation du travail manuel dans quelques
asiles, en occupant dans les ateliers des groupes de
malades, sert de dérivatif au regret obsédant de la
liberté, atténue la mauvaise impression du voisinage; mais elle ne supplée pas au manque de plein
air.

La création des fermes asiles, qui permet d'em-
ployer un certain nombre de malades aux travaux

agricoles, ne les met à l'abri ni du contact, ni de la discipline commune.

D'ailleurs le travail manuel des ateliers et des fermes ne convient guère aux malades adonnés à certaines professions spéciales, aux professions libérales, et qui sont confinés dans l'inaction, dans les asiles spéciaux, sous une surveillance plus ou moins bien dirigée, mais qui ne se laisse pas oublier.

Cependant l'expérience démontre qu'un certain nombre de malades traités isolément chez des particuliers peuvent guérir. Il était donc naturel que les adversaires de la séquestration élevassent la voix pour la combattre, non seulement au point de vue du principe de l'inviolabilité de la liberté individuelle, mais même en se plaçant purement et simplement au point de vue de l'utilité du malade. Nous assistons actuellement à un débordement de plaintes sur ce thème, qui, pour la plupart d'ailleurs, n'ont pour elles que l'apparence de la raison.

Quoi qu'il en soit, il est intéressant de rechercher s'il est possible de pratiquer l'isolement forcé sans avoir recours à la séquestration, c'est-à-dire si l'on peut donner au malade le profit de la mesure en le soustrayant à ses inconvénients.

Le seul moyen de pratiquer l'isolement en dehors de la maison de santé consiste à placer le malade dans une famille étrangère qui a charge de le surveiller, tout en continuant à vivre de sa vie normale, c'est-à-dire en donnant au malade le moins de temps possible, tout en se garantissant des accidents qui pourraient résulter du défaut de surveillance et dont elle a assumé la responsabilité. L'aliéné se trouve alors dans un milieu où la surveillance est réduite au minimum indispensable et où l'aspect de l'exercice des fonctions normales de société l'invite à y prendre part ou au moins le distrait de ses préoccupations morbides.

Ce traitement de famille n'est plus aujourd'hui un fait exceptionnel. Il est pratiqué sur une grande échelle en Écosse [1] ou dans certaines localités qui ou eu à souffrir de la crise industrielle; des locaux primitivement appropriés pour le tissage au métier ont été mis à la disposition de malades, dont les frais d'entretien sont venus combler en partie le déficit produit par la cessation du travail. En Allemagne, il existe au voisinage d'un certain nombre d'asiles fermés des colonies, où les malades sont soignés en général dans les familles de cultivateurs, dont ils partagent le régime et les travaux. En Belgique enfin, il existe depuis plusieurs siècles un village dont la plupart des habitants se sont transformés en nourriciers, en infirmiers spéciaux pour les aliénés, qui vivent au milieu d'eux dans un état de liberté aussi complet que peut le comporter leur état.

Il faut remarquer que ces différentes formes d'assistance à domicile s'exercent sous le contrôle légal. On le comprend sans peine pour les colonies allemandes, qui sont annexées à un asile auquel le

1. Dans son discours d'ouverture de la section de psychiatrie du congrès de Londres, M. Robertson a fait connaître que 14,7 pour 100 des aliénés sont traités en Écosse dans des familles; il pense qu'un tiers des aliénés renfermés dans les asiles pourrait profiter de ce mode d'assistance.

malade est resté attaché. En Angleterre et en
Écosse, les aliénés traités chez des étrangers dans
des maisons particulières ou dans des cottages
sont soumis à l'inspection des commissionnaires in
Lunacy. En Belgique, la plupart des aliénés traités
de la colonie sont protégés par la loi de 1850, qui
est en somme une reproduction de la loi française de
1838, actuellement sous le coup d'une revision. Le
projet de loi déjà voté par le Sénat admet que tous
les aliénés traités à domicile, non seulement chez
des étrangers, mais même dans leur propre famille,
doivent être soumis à la surveillance légale, et avec
juste raison, car la plupart des cas de séquestration
arbitraire que l'on a pu citer se sont produits dans
les familles.

Le traitement familial est donc aujourd'hui une
méthode assez répandue sous différentes formes,
et il est aussi susceptible des mêmes garanties
légales relatives à la sauvegarde de la liberté et des
intérêts matériels que le traitement dans les asiles
fermés.

Il a trouvé des partisans nombreux non seulement en raison des avantages encore discutés qu'il
présente pour le malade, mais aussi pour une autre
raison sociale. La dégénérescence psychique sous
toutes ses formes offre à notre époque une recrudescence inquiétante à tous égards : le nombre des
aliénés augmente dans des proportions effrayantes,
et l'assistance de ces malades est devenue un problème économique important; les asiles fermés ne
peuvent plus contenir tous ceux qui auraient besoin

de leur secours. Or la construction d'asiles nouveaux nécessite des frais énormes : dans certains établissements, chaque lit mis à la disposition d'un malade a déjà entraîné une dépense de 2500 à 3000 francs et même plus. On comprend que dans ces conditions le traitement familial, qui évite les déboursés préalables, présente un grand avantage économique. Il n'est donc pas sans intérêt de le considérer sous ses différentes formes et de rechercher dans quelles conditions et dans quelle mesure il est applicable.

Notre but, dans ce court chapitre, n'est pas de présenter une étude complète de la question, mais de provoquer les méditations des administrateurs et des philanthropes.

Actuellement l'assistance familiale des aliénés se présente en pratique sous trois formes : 1° l'isolement individuel; 2° la colonie annexée à un asile; 3° la colonie libre.

1° L'isolement individuel ou atypique est mis en pratique dans tous les pays, plus ou moins fréquemment. Tantôt le malade est soigné dans sa propre maison, sous la surveillance de sa famille, qui le soustrait autant que possible aux influences nocives qui ont pu jouer un rôle dans le développement de ses troubles mentaux. Dans ce cas, on cherche à modifier le milieu; mais, à part quelques exceptions, ces modifications sont rarement suffisantes, les causes d'excitation persistent, et on voit souvent la maladie s'aggraver. On peut dire qu'en général le traitement dans leur propre maison ne convient

qu'aux aliénés auxquels l'isolement n'est pas nécessaire. Quant à l'assistance à domicile, elle ne s'applique guère qu'à quelques catégories d'incurables,
aux imbéciles, aux déments. Si elle ne présente
aucun inconvénient dans les familles pour lesquelles
le malade n'est pas une cause de gêne, quand les
familles sont trop misérables il n'en est plus de
même, et il est à craindre que la subvention chari-
table qui leur est accordée soit déviée de son but.
Le secours à domicile des aliénés a peu de partisans.

D'autres fois l'aliéné est transplanté et soigné
dans une maison étrangère; dans ces conditions,
l'isolement est effectif; mais l'entretien et la surveillance ne sont pas toujours désintéressés, et
quand ce régime est appliqué en dehors de la surveillance administrative et judiciaire, il est sujet à
bien des abus. Il ne peut non plus s'appliquer à
l'assistance des aliénés qu'à titre exceptionnel.

2° Les colonies annexées aux asiles d'aliénés existent en Allemagne depuis plusieurs années. On peut
citer en particulier celle d'Atscherbitz, dans la province de Saxe prussienne, où 200 malades sont
traités dans des maisons isolées, au voisinage d'un
asile qui en contient 150; celle de Slup, annexée à
l'asile de Prague; celle d'Elten, annexée à l'asile de
Brême. Plusieurs autres établissements désignés
aussi sous le nom de colonies se rapprochent plus
encore des fermes asiles, c'est-à-dire du système de
Clermont.

Parmi les colonies où les malades jouissent du

système familial proprement dit, il faut signaler particulièrement celle qui a été fondée à Ilten, au voisinage de Hanovre, par le Dr Wahrendorff. On peut dire d'ailleurs que le patronage familial n'y est pratiqué qu'à petites doses. Les malades ne sont placés dans les familles qui veulent les recevoir qu'au nombre de deux pour chaque maison, et ils sont soigneusement choisis après une longue observation dans l'asile. Les malades atteints de psychoses récentes sont exclus ; il en est de même de ceux qui sont dans un état tel qu'ils exigent des soins continuels, idiots, déments, paralytiques généraux, ou font redouter des dangers, soit pour eux-mêmes, soit pour leur entourage. Le pays est bien cultivé, il y a peu de pauvres, et on a soin de choisir les nourriciers dans les familles qui sont le plus à leur aise. La plupart des aliénés placés dans ces conditions ont subi une influence bienfaisante du régime familial qui leur assure une plus grande liberté et les encourage plus efficacement au travail. Le système d'Ilten consiste essentiellement dans l'extension de la surveillance de l'établissement, dans lequel les malades peuvent être réintégrés à la moindre alerte, le médecin ayant toujours l'œil sur eux. Ils peuvent en outre y recevoir les soins spéciaux que réclame leur état (médicaments, bains, etc.). Ce mode de traitement est peu coûteux, l'entretien de chaque malade revenant, à Ilten, à 337 fr. 50 par an, sans aucuns frais d'installation ; à Elten, cet entretien revient de 10 à 37 francs par mois suivant les cas.

3° La colonie libre, c'est-à-dire le système fami-

lial proprement dit, est un des plus anciens modes
d'assistance des aliénés. Il existe en Belgique, peut-
être depuis le vii⁰ siècle. La légende de sainte
Dymphne faisait amener à Gheel depuis un temps
immémorial des aliénés dans l'attente d'une guérison merveilleuse. Arrivés à Gheel, les aliénés
étaient logés dans une dépendance de l'église, Zie-
kenkamer, chambre des malades, assistant aux
cérémonies religieuses qui devaient les délivrer
grâce à l'intercession de la vierge martyre. Lorsque
les malades n'avaient pas recouvré leur raison après
leur première neuvaine, on les laissait souvent chez
les habitants pour attendre la prochaine fête patro-
nale.

Cette coutume paraît être l'origine du mode d'assistance familiale qui s'est continué à Gheel depuis
plusieurs siècles, en subissant quelques modifications depuis qu'elle est soumise au contrôle administratif[1].

Nous ne ferons que rappeler très sommairement
l'organisation de Gheel, bien connue de tous ceux
qui s'intéressent à la question de l'assistance des
aliénés.

Gheel est une ville de 5000 habitants, située dans
la Campine, dans l'ancien département français des
Deux-Nèthes. Elle comprend dans son territoire
rural 22 hameaux dont 6 paroisses, qui augmentent
sa population de près de 6000 habitants. La commune, qui s'étend sur une superficie de plus de

1. Peeters, *Gheel et le patronage familial*. Bruxelles, in-8°,
1883.

10 000 hectares, est une des plus grandes de la Belgique. Il n'y existe aucune industrie. Si de tout temps on y a traité des aliénés, qui, soit dit en passant, y étaient considérés comme des malades, bien avant la réforme de Pinel, leur nombre a considérablement augmenté dans le dernier demi-siècle; en 1840, il y avait 717 malades; au 1er janvier 1883, il y en avait 1663. Ce nombre, qui a encore grossi depuis, peut faire juger de l'importance de l'institution.

Le système de Gheel diffère du système d'Ilten en ce sens que le traitement familial en a été primitivement la base, puisqu'il y a vingt-cinq ans il n'y avait rien à Gheel qui pût être comparé à un asile; depuis, on a construit, sur le type de l'asile Guislain de Gand, une infirmerie qui ne joue qu'un rôle accessoire et ne contient jamais plus de 50 malades. Cette infirmerie est destinée actuellement à recevoir : 1° les malades qui arrivent et qui y sont mis en observation pendant cinq jours avant d'être placés dans les familles; 2° ceux qui sont internés par mesure sanitaire, c'est-à-dire qui sont atteints d'affections intercurrentes graves pour lesquelles ils ne pourraient recevoir de soins chez les nourriciers ou ceux qui refusent de manger; 3° ceux qui sont internés par mesure d'ordre, s'étant rendus coupables d'insubordination, d'excès alcooliques, etc.

Les aliénés traités à Gheel doivent être divisés en deux groupes : les *pensionnaires* qui sont reçus chez des *hôtes*, et les *indigents* qui sont reçus chez des *nourriciers*. Les hôtes et les nourriciers ne peuvent recevoir que deux malades du même sexe.

Parmi les indigents, on distingue trois catégories : *propre*, *demi-gâteux*, *gâteux*. Les malades de la première catégorie coûtent 84 centimes par jour (0,09 pour le service médical, 0,01 pour les médecins, 0,58 pour le régime alimentaire, 0,10 pour l'habillement, 0,02 pour le coucher, 0,01 pour la surveillance, 0,03 pour frais d'administration), sur lesquels 60 centimes seulement reviennent au nourricier. Ceux de la deuxième catégorie coûtent 94 centimes, dont 70 pour le nourricier; ceux de la troisième, 99 centimes, dont 75 pour le nourricier. Ce prix peut être considéré comme le minimum réalisable, car à l'asile de Gand, où le travail est fort bien organisé (au 31 décembre 1881, 321 malades sur 489 travaillaient), le prix de journée est de 96 centimes.

Le nourricier doit fournir une chambre qui ait au moins 2 m. 50 de haut sur 2 mètres de large et 3 mètres de long, dimensions suffisantes en tenant compte de cette circonstance que les aliénés n'y séjournent en général que pendant la nuit. Celles que j'ai visitées sont en général plus grandes, bien éclairées et aérées, blanchies à la chaux aussi souvent que la propreté l'exige. Il fournit encore la nourriture, qui doit être prise en commun avec la famille, c'est-à-dire qu'elle n'est ni plus ni moins mauvaise que celle du nourricier; on peut lui reprocher d'être trop végétale, cependant il faut reconnaître que les malades ont généralement fort bon aspect. Le nourricier veille en outre à la propreté et à la sécurité de l'aliéné, dont il est responsable. Les vêtements sont fournis

par l'administration et composés des mêmes étoffes ;
mais comme les malades qui travaillent peuvent s'en
procurer d'autres, et comme la mode de confection
n'est pas uniforme, il en résulte que les malades ne
sont guère reconnaissables à un examen superficiel,
dans les rues où ils se mêlent à la vie commune.
Dans la rue comme dans la maison, l'aliéné jouit de
sa liberté pleine et entière, tant qu'il ne cause ni
scandale ni désordre ; les gestes désordonnés de
quelques-uns ne provoquent aucun attroupement : les
enfants, habitués à ce spectacle, passent sans même
se retourner. Les aliénés se mêlent aux travaux de
la maison, aux soins du ménage, aident à la garde
des enfants que les parents leur abandonnent sans
la moindre défiance. Si minime que soit la valeur
des services que rendent les malades dans les
familles, ils sont appréciés en ce sens qu'ils mettent
en liberté les bras plus valides des nourriciers. Il
faut remarquer d'ailleurs que le travail des malades
n'est nullement forcé ; le nourricier a avantage à les
encourager au travail, et les malades ont intérêt à y
prendre part pour améliorer leur sort ; mais ils ne
sont nullement liés à leur nourricier : quelques-
uns exercent une petite industrie de leur création,
d'autres vont travailler moyennant salaire chez d'autres habitants du village. En général cependant, le
malade reste dans la maison et finit par se lier
d'affection avec ses nourriciers, surtout avec les
enfants, qui jouent un rôle important dans l'acclima-
tement et dans le traitement moral : on cite quelques
malades qui ont fini par se confondre même après

leur guérison avec la famille qui les avait reçus. On comprend que ce mode d'isolement au milieu de personnes sensées soit plus favorable que l'isolement au milieu d'autres fous, parmi lesquels il ne se développe jamais aucun sentiment d'affection. En outre, le travail, pour lequel le malade reçoit des invitations si diverses, et auquel il finit presque toujours par prendre part, est du plus heureux effet au point de vue de la discipline; la plupart des accidents et la plupart des évasions (9/10) se font le dimanche, parce que les malades sont moins associés aux plaisirs des jours de fête qu'aux travaux de la semaine.

Les malades gâteux, confinés au lit ou non, que j'ai eu occasion de voir, m'ont paru proprement tenus et dans de bonnes conditions d'hygiène; s'ils sont privés du luxe des bâtiments qu'ils auraient pu trouver dans quelques palais hospitaliers, ils échappent à l'encombrement et à ses dangers.

Les mauvais traitements, de la part des nourriciers, sont exceptionnels; il n'y a pas lieu d'en être surpris; non seulement la population débonnaire de Gheel est habituée depuis longtemps à l'assistance des aliénés, mais la surveillance y est en somme permanente. En dehors de l'administration, elle s'exerce par les aliénés, par les nourriciers, qui ne sont pas à l'abri de la jalousie, par les habitants non nourriciers, qui ne sont intéressés qu'au bon ordre, par les étrangers.

L'administration, d'ailleurs, a largement pourvu à la surveillance officielle, qui est exercée depuis

1882 : 1° par la *Commission supérieure*, composée du gouverneur de la province, président, du procureur du roi de l'arrondissement, du juge de paix du canton, du bourgmestre de la commune, d'un médecin désigné par le gouvernement : elle s'occupe de toutes les questions d'administration ; mais, en pratique, sa surveillance se borne à l'infirmerie ; — 2° par un *Comité permanent d'inspection et de surveillance*, composé de cinq membres nommés par le ministère de la justice et ayant le bourgmestre pour président, chargé de veiller au bon état et aux intérêts des aliénés, de recevoir et de payer les frais d'entretien et des pensions, de surveiller les hôtes et les nourriciers, et de faire exécuter les lois, arrêts, etc. Les infirmiers-gardes de section doivent circuler tout le jour dans leur section, visiter les chambres, s'assurer, aussi bien de nuit comme de jour, que les aliénés sont traités et soignés conformément aux règlements.

Les *pensionnaires*, dont le prix de pension peut aller jusqu'à 5000 ou 6000 francs, déterminé d'ailleurs suivant l'accord intervenu entre l'hôte et la famille, sont soumis à la surveillance médicale et administrative, et ils payent à l'administration, pour ce service, un peu plus de 11 pour 100 sur le montant de la pension. Ces pensionnaires, dont le nombre dépasse actuellement 150, paraissent jouir du plus grand confortable dans les meilleures maisons, et semblent satisfaits de leur sort. Nous en avons vu partir en promenade avec les familles de leurs nourriciers, dont ils semblaient faire partie. Ceux qui ont rendu compte de leur visite à Gheel ont souvent glissé sur un détail qui ne manque pas d'intérêt : c'est que, parmi les pensionnaires, il se trouve un certain nombre d'étrangers, des Français, dont la présence semble indiquer qu'une institution du même genre pourrait être bien accueillie ailleurs qu'en Belgique.

À Gheel, le patronage familial des aliénés est devenu une industrie locale. Presque tous les habitants, sauf les plus riches, se chargent de malades et en prendraient volontiers plus de deux si le règlement le permettait. Les propriétaires ayant intérêt à ce que leurs locataires soient en mesure d'avoir des pensionnaires qui garantissent le loyer, la plupart des nouvelles maisons sont disposées de manière à contenir deux chambres pour des pensionnaires. Il existe toujours un grand nombre de chambres disponibles, de sorte qu'il se produit une véritable concurrence, qui permet à l'administration de changer les malades de nourricier dès qu'un abus se produit.

Si l'on considérait Gheel non comme un *établissement de traitement*, mais comme un *établissement de refuge*, on pourrait presque dire que tout y est pour le mieux, chaque malade pouvant y être placé dans des conditions aussi analogues que possible à celles dans lesquelles il vivait antérieurement. Il est certain que dans bon nombre d'établissements publics les aliénés indigents jouissent d'une meilleure aération, d'une plus grande propreté, d'une meilleure alimentation, d'un certain luxe même ; mais l'assistance ne doit pas consister à placer le malade dans des conditions meilleures que celles qu'il avait à l'état de santé. La société a rempli son devoir quand elle lui a créé une existence qui s'éloigne le moins possible de celle qu'il menait avant que la maladie l'eût frappé, si elle y a ajouté les conditions hygiéniques les plus avantageuses. C'est ce qui paraît exister pour les aliénés indigents de Gheel.

Si l'on considère l'institution comme un établissement de traitement, elle est moins parfaite; ses partisans les plus dévoués reconnaissent qu'il y a de grands perfectionnements à apporter à cet égard.

Le service médical de l'infirmerie, où réside le médecin en chef, ne laisse rien à désirer; mais il n'en est pas de même de la surveillance médicale des aliénés placés dans les familles. En raison de l'éloignement considérable des villages, les visites ne peuvent être que très éloignées, et les nourriciers ne peuvent pas toujours être éclairés suffisamment sur les soins à donner aux malades curables, qui sont un peu trop livrés à eux-mêmes; les malades traités à Gheel sont mieux partagés à cet égard que ceux des hameaux. On a particulièrement relevé les inconvénients au hameau des Bruyères de Winkelom, où sont placés les plus agités; des améliorations ont déjà été apportées à l'état ancien.

Il est d'ailleurs difficile d'apprécier la valeur thérapeutique du système de Gheel. Le docteur Bulkens et M. Peeters ont introduit dans leurs statistiques un élément de doute en confondant les améliorations et les guérisons. La même confusion existant dans les statistiques des asiles belges, on peut comparer les chiffres; mais il faut tenir compte de la différence qui existe entre les malades. Les rapports du gouvernement donnent comme chiffre des guérisons et améliorations pour la période de 1853 à 1870 : à Gheel, 24 pour 100; à l'hospice Guislain de Gand (hommes), 38 pour 100; à l'hospice des femmes aliénées de Gand, 43 pour 100.

La statistique de Gheel se présente défavorablement pour plusieurs raisons. La plus grande partie de ces malades viennent d'asiles fermés et sont incurables. Un article d'un règlement interdit d'y conserver des aliénés suicides, homicides, incendiaires; or ces manifestations se rencontrent plus souvent dans les formes aiguës que dans les formes chroniques. Les alcooliques, qui guérissent souvent de leurs accès, sont placés de préférence dans les asiles voisins des villes. Enfin les malades des villes sont placés plutôt dans les asiles que les paysans, clients ordinaires de Gheel, que leurs familles conservent plus longtemps ou que les communes négligent de placer, en diminuant leurs chances de guérison.

S'il est vrai qu'un individu séquestré partout ailleurs comme dangereux peut vivre en liberté à Gheel, où les tendances inhérentes à son délire tiennent sans cesse en éveil le nourricier prévenu, les moyens de coercition n'y sont cependant pas inconnus. Outre le séjour à l'infirmerie par mesure d'ordre, on dispose, contre l'agitation, de la ceinture avec gants, des entraves, de la camisole [1].

D'une manière générale, Gheel produit une impression favorable; on est frappé du bon aspect des malades, de l'affabilité des nourriciers, qui paraissent très fiers de montrer leurs pensionnaires florissants de santé et propres; il semble que ces gens soient nés gardiens d'aliénés.

La commission du Sénat, qui a visité Gheel, se tient à distance entre l'enthousiasme et le dénigrement [2], et elle conclut : « Nous avons reconnu les avantages de Gheel sans nous faire illusion sur la possibilité d'une imitation de Gheel dans nos départements [3]. »

Ce jugement réservé n'était d'ailleurs que la reproduction de l'opinion exprimée par la plupart des spécialistes qui ont visité Gheel; même en Belgique, l'avis général était que Gheel ne pouvait pas être imité, qu'il fallait des siècles pour créer une institution semblable.

Une circonstance particulière a permis de mettre cette opinion à l'épreuve.

La colonie de Gheel présentait pour l'administra-

---

1. Je ne sais au nom de quels principes on proteste contre ces moyens de contrainte, qui sont beaucoup moins brutaux que la contention manuelle et qui sont absolument sans danger lorsqu'ils sont surveillés.

2. Notes et documents concernant la législation française et les législations étrangères sur les aliénés (*Annexe au rapport de M. Roussel*, p. 697, 1884).

3. *Rapport fait au nom de la commission chargée d'examiner le projet de loi portant revision de la loi du 30 juin 1838 sur les aliénés*, p. 35, 1884.

tion belge un inconvénient sérieux : elle est située
en plein pays flamand ; sauf dans la ville, on ne parle
pas le français, et les habitudes autant que la langue
diffèrent de celles des habitants du pays wallon, et
M. Oudart, inspecteur général des asiles d'aliénés
du royaume, constate lui-même [1] qu'il y a peu de sympathie entre les Flamands et les Wallons, de sorte
que les aliénés du Hainaut, de Liège, de Namur, du
Luxembourg et d'une partie du Brabant se trouvent
complètement dépaysés à Gheel. Or, au commencement de 1884, la colonie de Gheel renfermait près
de 500 aliénés wallons « réellement en exil dans
leur propre pays ». Cette circonstance, jointe à
l'encombrement des asiles, imposait la création
d'une colonie dans le pays wallon. Voici comment
M. Oudart avait compris la possibilité de cette fondation :

« Il ne suffirait pas aujourd'hui de faire appel soit
au sentiment religieux, soit au sentiment d'humanité,
pour arriver à implanter le système de Gheel dans
une localité quelconque. C'est à un autre mobile que
l'on doit avoir recours pour réussir.

« Il faut démontrer aux populations les avantages
financiers d'une pareille entreprise, et il est surtout
nécessaire de les prémunir contre la crainte que
l'on éprouve généralement de se trouver en contact
avec des aliénés. A cet effet, il importe de procéder
d'abord avec beaucoup de circonspection, quant à
l'admission des malades ; on ne doit au début n'ad-

---

1. *Des colonies d'aliénés.* Gand, 1884.

mettre que trois ou quatre aliénés *tranquilles*, choisis de préférence parmi les travailleurs.

Non seulement les habitants chez qui ils sont placés profitent de leur travail, mais ils sont, en outre, remboursés intégralement des frais de leur entretien.

Ces avantages sont bientôt appréciés, et la plupart des autres habitants ne tardent pas à solliciter spontanément la faveur d'obtenir la garde d'un aliéné.

Quant à l'objection relative à la *contagion*, il suffit pour la combattre de citer les chiffres suivants : le recensement des aliénés, au 30 juin 1878, accuse l'existence de 17 aliénés pour la commune de Gheel, dont la population est de 10 502 habitants, tandis que la commune de Braine-Lalleud, qui n'a que 6617 habitants, en a un nombre égal.

Il importe de tenir rigoureusement la main à ce que, dans le principe, on n'y reçoive aucun aliéné qui n'ait passé préalablement par un asile. On ne doit pas perdre de vue que la création d'une colonie de l'espèce constitue pour les nourriciers et pour la commune même où elle est établie une source de grand bien-être. On en jugera par ce fait que le compte de la colonie de Gheel, pour l'exercice 1883, accuse une recette d'au delà de 700 000 francs.

La commune de Lierneux, où a été établie la nouvelle colonie, est située dans la province de Liège, dans les Ardennes belges, à une trentaine de kilomètres au sud de Spa. Elle comprend un territoire presque aussi étendu que celui de Gheel, divisé en dix-neuf hameaux. Il n'y a non plus aucune industrie ; la population d'ailleurs y est peu dense : il n'y a guère que 2500 habitants. Cette commune présentait donc de grands avantages au point de vue de l'isolement, d'autant qu'elle n'est traversée par aucune ligne de chemin de fer. La population y est assez pauvre et pouvait désirer profiter de la fondation, cependant l'arrivée des premiers aliénés souleva de vives protestations.

La colonie a été inaugurée le 19 avril 1884 par l'envoi de 2 hommes et de 2 femmes détachés de la colonie de Gheel, et classés parmi les plus tranquilles et les travailleurs. Peu à peu les habitants se sont familiarisés avec les aliénés, ont cessé de les redouter et se sont rendu compte des avantages qu'ils pouvaient retirer de la fondation de cette colonie ; les demandes de pensionnaires se sont bientôt multipliées, et la colonie, qui était d'abord considérée comme une succursale de Gheel, a reçu la consécration légale par un arrêté royal du 11 février 1885. Elle est régie ₁ suivant un règlement analogue à celui de Gheel. Au 31 décembre 1885, la colonie de Lierneux comptait 109 aliénés, 63 hommes et 46 femmes. Au 31 décembre 1886, 152 aliénés, 90 hommes et 62 femmes ; pendant l'année 1886, 8 pensionnaires aisés y ont été admis. Le compte rendu officiel des établissements d'aliénés de la Belgique pour 1886 nous donne les renseignements suivants sur cette colonie :

Organisée d'après le régime familial et libre, l'institution présente des ressources variées pour fournir aux malades des occupations utiles à eux-mêmes comme à leurs nourriciers : deux d'entre eux sont forgerons; un autre est ébéniste; trente-neuf travaillent aux champs; cinquante-sept vaquent aux soins du ménage.

Parmi eux, trente-cinq rendent des services si réguliers que leurs nourriciers ne reçoivent, à titre de prix de journée d'entretien, que 90 centimes au lieu d'un franc. — Deux malades ont fréquenté l'école, etc.

La députation permanente et le comité permanent d'inspection et de surveillance ne peuvent que se féliciter des progrès de la nouvelle colonie. Depuis à peine deux ans que celle-ci existe, elle a reçu 227 malades et aucun accident n'a été à déplorer.

Les nourriciers sont fiers de leurs malades; ils se font un plaisir de les associer à leurs travaux, et même ils s'imposent des sacrifices pécuniaires pour leur procurer les outils nécessaires à l'exercice de leur métier.

Durant l'année 1886, huit aliénés sont sortis complètement guéris, et l'un d'entre eux, un jeune homme, est revenu dans la localité pour travailler à la construction de la nouvelle infirmerie.

Cent cinquante chambres au moins sont encore disponibles chez divers habitants de Lierneux. Cette situation indique suffisamment que l'œuvre a acquis toutes les sympathies de la population locale et qu'elle est entrée dans toute sa vitalité.

On peut dire que la colonie de Lierneux est actuellement en plein développement; trois ans à peine après sa fondation, elle contient près de deux cents malades. Cependant l'état des lieux ne paraissait guère favorable ; le pays est pauvre, les habitations mal construites, peu confortables ; il a fallu improviser des chambres qui manquent souvent de la capacité nécessaire, mais sont en général propres. Les nourriciers paraissent remplis de bonne volonté, mais manquent encore de l'expérience de ceux de Gheel, et ils paraissent moins sûrs d'eux. Au point de vue administratif, tout se passe comme à Gheel ; il faut noter pourtant qu'il n'existe aucune marque distinctive pour les aliénés, dont les vêtements, achetés dans le pays, sont aussi divers que ceux des habitants ; ceux seulement qui ont des tendances à l'évasion sont chaussés de sabots (chaussure inusitée dans le pays) marqués C. L. Le prix d'entretien est un peu plus élevé qu'à Gheel : le nourricier reçoit 90 centimes par jour pour les malades qui travaillent et 1 franc pour ceux qui ne travaillent pas.

Jusqu'à présent les malades envoyés à Lierneux ont été choisis parmi les chroniques. Depuis la fondation de la colonie, une mauvaise maison du village a servi d'infirmerie, où restent les malades pendant les cinq jours qui précèdent leur placement ; l'installation en est peu confortable, mais elle prouve au moins que l'on peut tenter la fondation d'une colonie sans aucuns frais préalables.

On construit à Lierneux une infirmerie sur le type de celle de Gheel, qui pourra contenir près de 60 malades et destinée aux aliénés séquestrés par mesure d'ordre, aux admissions et aux maladies intercurrentes.

Malgré un certain nombre d'imperfections, la colonie de Lierneux peut être considérée comme définitivement établie ; il paraît démontré qu'il ne faut pas des siècles pour faire un Gheel. Il suffit peut-être, pour réussir l'expérience, qu'il se rencontre un homme dont l'intérêt coïncide avec l'intérêt général et soit amené à pousser l'affaire comme sienne.

On ne peut pas dire que le régime colonial soit appelé à remplacer les asiles, mais il peut s'appliquer à des cas bien déterminés et constituer une ressource importante tant au point de vue économique qu'au point de vue thérapeutique. Il nous a semblé que le patronage familial pouvait surtout rendre des services en tant qu'établissement de refuge pour les aliénés incurables ou n'exigeant que des soins hygiéniques. Parmi les malades qui pourraient bénéficier de ce régime, on peut ranger un bon nombre d'épileptiques qui n'ont que de rares accès, sans troubles mentaux graves, et qui ne recourent à l'hospitalisation que parce que ces rares accès les font chasser des ateliers ; en leur procurant des patrons qui ne craignent pas la vue de leur mal, on réaliserait une grande économie et on leur procurerait une vie meilleure [1].

L'accroissement progressif de la colonie de Gheel

---

1. Il existe à Bielefeld, en Westphalie, une colonie actuellement très prospère, où 800 épileptiques vivent dans une trentaine de maisons isolées. Cette institution, qui diffère des colonies belges en ce que le patronage familier n'est point en cause, mérite cependant une sérieuse attention.

et le succès récent de la colonie de Lierneux semblent préparer un avenir prospère pour le patronage
familial des aliénés. Cependant M. le Dr Peeters a
déjà signalé à Gheel un élément de dissolution. Une
longue expérience a montré que les crimes et les
actes d'indiscipline sont extrêmement rares dans la
colonie; c'est tout au plus si chez ces aliénées on a
observé une demi-douzaine de grossesses depuis un
demi-siècle. Si ces actes regrettables se sont produits
un peu plus souvent dans ces dernières années, ils
sont souvent suggérés ou commis par une catégorie
d'individus, les pensionnaires libres, qui ont été
introduits depuis un certain temps dans la commune.
Ces pensionnaires libres sont des indigents, infirmes
souvent affectés de troubles mentaux, mais non
légalement colloqués, et qui sont placés chez des
habitants de Gheel par les municipalités d'Anvers
ou de Bruxelles. Ces individus, qui sont quelquefois
de simples vagabonds, ne sont pas soumis au contrôle de l'administration de la colonie : leur présence
est de nature à causer le plus grand préjudice à la
fois moral et matériel au système; non seulement
ils sont une cause de trouble et de désordre, mais ils
peuvent éloigner les pensionnaires payants.

Une autre catégorie de pensionnaires peut nuire
encore aux intérêts de ces colonies : ce sont les individus qui, accusés ou même condamnés pour vagabondage ou autres délits ou crimes, sont aussi envoyés dans les colonies après avoir été reconnus
aliénés. A Lierneux, plusieurs habitants m'ont affirmé
qu'il y avait déjà un certain nombre de pensionnaires

de cette espèce qui inspirent de la répugnance et même de la crainte, et en tout cas sont capables de retarder les progrès de l'institution. Si la présence d'individus de cette catégorie était confirmée à Gheel et à Lierneux, il n'y aurait pas lieu d'en être surpris, puisqu'ils coudoient les autres malades dans la plupart des asiles publics et aussi des maisons de santé privées; mais il nous semble que si les aliénés délinquants ou criminels doivent être séparés des autres, c'est bien dans ces institutions; si l'on veut les faire bénéficier du régime colonial, c'est dans d'autres colonies qu'il faut les placer.

CHAPITRE XVII

L'EMPRISONNEMENT CELLULAIRE

Si nous nous sommes longuement arrêté sur le patronage familial des aliénés, c'est que ce mode d'assistance n'est en somme que la plus haute expression d'une tendance générale qui résulte des nécessités pratiques. L'augmentation progressive du nombre des aliénés fait un devoir à ceux qui s'occupent d'assistance de rechercher les moyens les plus économiques.

Or l'économie peut être réalisée par le perfectionnement des moyens de traitement qui abrègent la maladie, et par conséquent diminuent le temps de séjour dans les établissements hospitaliers, en même temps qu'ils rendent plus tôt disponibles les producteurs de travail. Mais la comparaison des différents modes d'assistance n'a pas encore permis de juger expérimentalement leur valeur au point de vue curatif. On a donc dû provisoirement se réduire à rechercher l'économie dans les conditions matérielles de l'assistance; cette économie, on peut l'obtenir en diminuant les frais d'installation et en s'efforçant d'utiliser autant que possible le travail des malades. L'expérience démontre d'ailleurs que l'exercice physique est plutôt favorable à l'évolution de la maladie vers la guérison. En outre le travail professionnel, qui peut facilement se concilier avec l'isolement, permet au malade séquestré ou colloqué d'amasser un pécule dont il pourra jouir le jour de sa libération, et il a encore l'avantage de lui conserver ses aptitudes industrielles; il le met donc autant que possible à l'abri des conditions dépressives qui sont si favorables aux rechutes.

Il n'est pas sans intérêt de rapprocher les tendances qui se manifestent dans le traitement de la criminalité de celles qui s'accusent dans le traitement et l'assistance des aliénés.

Si la séquestration collective peut être préjudiciable à un certain nombre de fous, l'expérience a montré qu'elle est défavorable à l'amendement de la plupart des criminels et des délinquants. L'emprisonnement en commun ne fait que développer la paresse et les vices individuels, en même temps qu'il favorise la contagion de la perversité sous toutes ses formes; il a en outre l'inconvénient de créer des relations qui ne sont pas rompues par la libération, et s'opposent souvent au relèvement de ceux auxquels toute bonne volonté ne faisait pas défaut. Aussi le principe de l'isolement est-il reconnu aujourd'hui comme au moins aussi indispensable dans le traitement de la criminalité que dans le traitement de la folie.

L'isolement absolu, c'est-à-dire l'absence de tout
contact étranger, n'est plus guère employé dans le
traitement des affections mentales depuis que la
réforme de Pinel s'est généralisée; et lorsqu'aujour-
d'hui il est donné de l'observer comme conséquence
de séquestration illégale, on constate qu'il aggrave
la situation du malade, dont l'intelligence s'affaiblit
faute d'exercice, dont toutes les fonctions périclitent
faute d'excitation. Des troubles analogues ont été
observés chez les criminels soumis à l'emprisonnement cellulaire complet (système de Philadelphie ou
de Pensylvanie), sans aucun rapprochement avec
leurs codétenus ou avec le personnel administratif. On les a vus présenter tous les phénomènes
de la dépression physique et mentale; la consomp-
tion faisait de nombreuses victimes parmi les condamnés astreints à ce régime; et le suicide se présentait chez eux avec une fréquence inusitée.

Ces inconvénients, plus en rapport, il est vrai,
avec les prédispositions individuelles qu'avec le
système pénitentiaire, ont cependant conduit à adop-
ter de préférence un régime moins exclusif. Le
système dit d'Auburn consiste dans l'emprisonnement cellulaire pendant la nuit et le séjour en
commun dans les ateliers pendant le jour, dans le
silence absolu, dont la règle, soit dit en passant,
n'a jamais pu être appliquée rigoureusement. Dans
ce système, les dangers de la promiscuité noc-
turne sont écartés; mais l'isolement, il faut bien le
reconnaître, n'est que fictif; toutefois la règle du
travail combiné à cet isolement relatif constitue

10.

une supériorité marquée sur l'emprisonnement en commun.

Cependant le système mixte ne répondant pas exactement au but qu'on se proposait, on ne s'est pas arrêté là. Aujourd'hui l'emprisonnement cellulaire est réglé de telle sorte qu'il remplit théoriquement au moins toutes les principales indications. Il comprend : 1° l'isolement individuel des prisonniers qui n'ont aucun contact avec leurs congénères, mais sont en rapport pour ainsi dire constant avec le personnel administratif; 2° l'organisation du travail dans la cellule. Cette organisation, qui a trouvé son application la plus complète en Belgique et en Hollande, permet de poursuivre une éducation à la fois professionnelle, intellectuelle et morale.

L'isolement amène le désir du travail, qui peut devenir surtout un moyen d'amendement lorsqu'il n'est pas imposé par la contrainte. L'éducation professionnelle [1] développe le sentiment de la valeur individuelle, et encourage le détenu à la lutte en lui promettant pour le jour de sa libération des conditions plus favorables.

Cette éducation, qui constitue une sorte de *patronage intérieur* et qui lui permet d'amasser un certain pécule, rassure encore le prisonnier sur son avenir lorsqu'il sera livré à lui-même. On sait en effet que c'est dans les premiers mois qui suivent la libération que les récidives sont les plus fréquentes. Cette

---

1. Les maisons centrales doivent être des écoles professionnelles, dit M. Stevens. (*Les prisons cellulaires en Belgique,* 1878, p. 159.

circonstance de la récidive qui est commune aux aliénés et aux criminels, tient en grande partie aux conditions organiques, mais elle dépend aussi grandement du défaut de ressources du libéré impuissant. L'action du *patronage extérieur*, de l'assistance par le travail, a d'autant plus de chances d'être efficace que le libéré est mieux préparé par cette éducation, dont l'application est surtout recommandable lorsque les sujets qu'on se propose d'améliorer sont moins profondément descendus dans le crime. Ce n'est pas sans raison qu'on a proposé d'appliquer de préférence le traitement cellulaire et l'éducation qui le complète aux vagabonds [1].

Tous les criminels et délinquants ne sont pas en mesure de profiter du patronage pénitentiaire, ainsi les criminels aliénés et les criminels invalides. Il existe en Suède une maison spéciale pour les condamnés atteints de maladies incurables, infirmes ou âgés. Depuis longtemps en France, Georget a eu l'idée d'un quartier spécial pour les aliénés criminels; il existe actuellement à Gaillon un quartier spécial pour les criminels devenus aliénés pendant le courant de leur peine. En Angleterre, les aliénés criminels ont un asile spécial, celui de Broadmoor, qui a été depuis imité en Italie. L'établissement d'asiles de ce genre a rencontré de vives oppositions en France, sous prétexte qu'il n'y a qu'une distinction subtile entre les aliénés criminels et les aliénés dangereux, et que tous les aliénés peuvent être dan-

---

1. Homberg, *De la répression du vagabondage*. in-8, 1862.

gereux [1]. Quoi qu'il en soit, il est indispensable que les médecins chargés du traitement des aliénés dangereux, criminels ou non, aient à leur disposition, que ce soit dans un asile spécial, ou dans un quartier spécial d'un asile ordinaire, un personnel et un matériel particulièrement adaptés pour assurer la sécurité publique et celle des autres malades. Tous ceux qui ont paru devant les tribunaux et dont le crime a été prouvé matériellement, qu'ils aient été condamnés ou excusés pour cause de folie, devraient être placés dans des établissements spéciaux, d'où ils ne pourraient sortir que sous caution, leur guérison étant toujours incertaine, d'aucuns disent même impossible (Esquirol).

À ces exceptions près, le traitement cellulaire est applicable à la plupart des criminels. Si l'on ne peut espérer d'eux la réparation du préjudice commis, il faut au moins s'inspirer de la justice de ce principe que les victimes des criminels, c'est-à-dire la société tout entière, ne doivent pas s'imposer de sacrifices croissants en rapport avec la criminalité croissante. « À chacun suivant ses produits », doit-on dire, et non point : « À chacun suivant ses besoins », ce qui serait courir à la banqueroute sociale, puisque ceux qui ont le plus de besoins sont précisément les plus improductifs. Sans doute il faut réunir autour des criminels les meilleures conditions d'hygiène possibles, parce que la santé du corps est la condition de la

---

1. Legrand du Saulle prétendait que les aliénés criminels de la sûreté de Bicêtre n'étaient pas plus dangereux que les autres. (*Ann. méd.-psych.*, 1883, t. IX, p. 125.)

santé morale; mais il ne faudrait pas leur appliquer un traitement basé sur ce principe que « l'homme le mieux nourri est le plus moral [1] ». Il faut au moins leur procurer les éléments de santé que la nature fournit gratuitement, l'air, la lumière, qui font trop souvent défaut dans les établissement pénitentiaires non construits pour la destination qu'ils remplissent.

Le traitement de la criminalité par le système cellulaire rencontre un obstacle important dans le prix élevé qu'il nécessite; mais il n'est peut-être pas impossible de tourner cet obstacle.

Un autre fait qu'il n'est pas sans intérêt de signaler parmi les analogies qui s'imposent d'elles-mêmes, en pratique, dans le traitement des aliénés et des criminels, c'est que le patronage familial n'est pas absolument inconnu dans le système pénitentiaire. « A la Nouvelle-Calédonie on désigne sous le nom de « garçons de famille » des forçats qui ont mérité de sortir du pénitencier avant l'expiration de leur peine. Ce sont de véritables valets de ferme jouissant d'une grande liberté. Ils ne sont réintégrés au pénitencier que s'ils se conduisent mal, ou s'ils sont trouvés à plus de dix kilomètres de l'habitation du colon [2]. » Cette sorte de patronage familial qui coïncide avec un changement de milieu aurait un intérêt particulier s'il était bien établi que la récidive devient rare parmi les libérés qui restent à la Nouvelle-Calédonie.

---

1. Battaglia, *la Dinamica del delitto*, Napoli, 1886.
2. Kernoor. *Chronique de Nouméa (Archives de l'anthrop. criminelle*, 1887, t. II, p. 422).

« On ne peut commander à la nature qu'en lui obéissant », dit Bacon; aussi le seul moyen de trouver le remède aux maux qui nous frappent consiste à mettre en lumière leurs causes, leur évolution et les procédés que la nature emploie pour les atténuer. Il est remarquable de voir que le crime et la folie, qui évoluent parallèlement, ont été le sujet de mesures analogues, prises sous l'inspiration de préoccupations différentes. Cette concordance est peut-être de nature à nous indiquer, comme la solution palliative la plus naturelle de la question, l'assistance par le travail et par l'éducation professionnelle dans l'isolement.

Ce mode d'assistance, appliqué aux aliénés et aux criminels, a soulevé de justes critiques [1], basées sur l'inégalité des conditions du travail protégé et du travail libre; mais ces critiques tomberaient devant quelques réformes d'organisation.

1. Rouanet, *le Travail des prisons* (*Revue socialiste*, t. VII, p. 5).

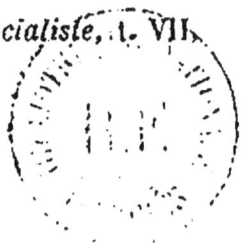

FIN

TABLE DES MATIÈRES

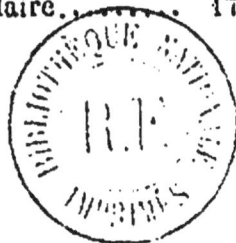

Coulommiers. — Imp. P. BRODARD et GALLOIS.

— DÉCEMBRE 1887 —

—

ANCIENNE LIBRAIRIE GERMER BAILLIÈRE ET Cie

FÉLIX ALCAN, ÉDITEUR

108, Boulevard Saint-Germain, 108, PARIS

EXTRAIT DU CATALOGUE

SCIENCES — MÉDECINE — HISTOIRE — PHILOSOPHIE

I. — BIBLIOTHÈQUE SCIENTIFIQUE INTERNATIONALE

PUBLIÉE SOUS LA DIRECTION DE M. ÉM. ALGLAVE

Volumes in-8, reliés en toile anglaise. — Prix : 6 fr.

Les mêmes, en demi-reliure d'amateur : 10 fr.

59 VOLUMES PARUS

51. DE LANESSAN. **Introduction à la botanique.** *Le sapin.*
52, 53. DE SAPORTA et MARION. **L'évolution du règne végétal.** *Les phanérogames.* 2 volumes illustrés.
54. TROUESSART. **Les microbes, les ferments et les moisissures,** illustré.
55. HARTMANN. **Les singes anthropoïdes,** illustré.
56. SCHMIDT. **Les mammifères dans leurs rapports avec leurs** ancêtres géologiques, illustré.
57. BINET et FÉRÉ. **Le magnétisme animal,** 2e éd., illustré.
58, 59. ROMANES. **L'intelligence des animaux.** 2 vol., illustré.

II. — MÉDECINE ET SCIENCES.

A. — Pathologie médicale.

AXENFELD et HUCHARD. **Traité des névroses.** 2e édition, augmentée de 700 pages, par HENRI HUCHARD, médecin des hôpitaux. 1 fort vol. in-8. 20 fr.

BARTELS. **Les maladies des reins,** traduit de l'allemand par le docteur EDELMANN; avec préface et notes de M. le professeur LÉPINE. 1 vol. in-8, avec fig. 15 fr.

BOUCHARDAT. **De la glycosurie ou diabète sucré,** son traitement hygiénique, 1883, 2e édition. 1 vol. grand in-8, suivi de notes et documents sur la nature et le traitement de la goutte, la gravelle urique, sur l'oligurie, le diabète insipide avec excès d'urée, l'hippurie, la pimélorrhée, etc. 15 fr.

BOUCHUT. **Diagnostic des maladies du système nerveux par l'ophthalmoscopie.** 1 vol. in-8, avec atlas colorié. 9 fr.

BOUCHUT et DESPRÉS. **Dictionnaire de médecine et de thérapeutique médicales et chirurgicales,** comprenant le résumé de la médecine et de la chirurgie, les indications thérapeutiques de chaque maladie, la médecine opératoire, les accouchements, l'oculistique, l'odontotechnie, les maladies d'oreilles, l'électrisation, la matière médicale, les eaux minérales, et un formulaire spécial pour chaque maladie. 4e édition, très augmentée. 1 vol. in-4, avec 918 fig. dans le texte et 3 cartes. Br. 25 fr.; cart. 27 fr. 50; relié. 29 fr.

CORNIL et BRAULT. **Études sur la pathologie du rein.** 1 vol. in-8, avec 16 planches lithographiées hors texte, 1884. 12 fr.

CORNIL et BABES. **Les bactéries et leur rôle dans l'anatomie et l'histologie pathologiques des maladies infectieuses.** 1 fort vol. in-8, avec 350 figures dans le texte en noir et en couleur et 4 planches en chromolithographie hors texte, 3e édit. (*sous presse*).

**DAMASCHINO. Leçons sur les maladies des voies diges-
tives.** 1 vol. in-8, 2ᵉ tirage, 1885. 14 fr.

DESPRÉS. Traité théorique et pratique de la syphilis, ou
infection purulente syphilitique. 1 vol. in-8. 7 fr.

DURAND-FARDEL. Traité des eaux minérales de la France
et de l'étranger, et de leur emploi dans les maladies chroniques,
3ᵉ édition, 1883. 1 vol. in-8. 10 fr.

**DURAND-FARDEL. Traité pratique des maladies des
vieillards,** 2ᵉ édition. 1 fort vol. gr. in-8. 14 fr.

FERRIER. De la localisation des maladies cérébrales.
Traduit de l'anglais par H.-C. DE VARIGNY, suivi d'un mémoire de
MM. CHARCOT et PITRES sur les *Localisations motrices dans les
hémisphères de l'écorce du cerveau.* 1 vol. in-8 avec 67 fig. dans le
texte. 6 fr.

**GARNIER. Dictionnaire annuel des progrès des sciences
et institutions médicales,** suite et complément de tous les
dictionnaires. 1 vol. in-12 de 600 pages. 22ᵉ année, 1886. 7 fr.

**GINTRAC. Traité théorique et pratique des maladies
de l'appareil nerveux.** 4 vol. gr. in-8. 28 fr.

GOUBERT. Manuel de l'art des autopsies cadavériques,
surtout dans ses applications à l'anat. pathol. In-18, avec 145 fig.
6 fr.

HÉRARD, CORNIL ET HANOT. De la phthisie pulmonaire.
1 vol. in-8, avec figures dans le texte et planches coloriées.
2ᵉ édition (*sous presse, pour paraître en janvier 1888*).

KUNZE. Manuel de médecine pratique, traduit de l'allemand par M. KNOERI. 1 vol. in-18. 4 fr. 50

**LANCEREAUX. Traité historique et pratique de la syphi-
lis.** 2ᵉ édition. 1 vol. gr. in-8, avec fig. et planches color. 17 fr.

MARTINEAU. Traité clinique des affections de l'utérus.
1 fort vol. gr. in-8. 14 fr.

MAUDSLEY. Le crime et la folie. 1 vol. in-8. 5ᵉ édit. 6 fr.

MAUDSLEY. La pathologie de l'esprit. 1 vol. in-8. 10 fr.

MURCHISON. De la fièvre typhoïde, avec notes et introduction du docteur H. GUENEAU DE MUSSY. 1 vol. in-8, avec figures
dans le texte et planches hors texte. 10 fr.

**NIEMEYER. Éléments de pathologie interne et de théra-
peutique,** traduit de l'allemand, annoté par M. CORNIL. 3ᵉ édit.
franç., augmentée de notes nouvelles. 2 vol. gr. in-8. 14 fr.

ONIMUS ET LEGROS. Traité d'électricité médicale. 1 fort
vol. in-8, avec 275 figures dans le texte. 2ᵉ édition. 17 fr.

**RILLIET ET BARTHEZ. Traité clinique et pathologique
des maladies des enfants.** 3ᵉ édit. refondue et augmentée,
par BARTHEZ et A. SANNÉ. Tome I, 1 fort vol. gr. in-8. 1884. 16 fr.
Tome II, fort vol. gr. in-8. 1887. 14 fr.
Tome III (terminant l'ouvrage, *sous presse*).

TARDIEU. **Manuel de pathologie et de clinique médicales.** 4e édition, corrigée et augmentée. 1 vol. gr. in-18. 8 fr.

TAYLOR. **Traité de médecine légale**, traduit sur la 7e édition anglaise, par le Dr Henri Coutagne. 1 vol. gr. in-8. 15 fr.

B. — Pathologie chirurgicale.

ANGER (Benjamin). **Traité iconographique des fractures et luxations**, précédé d'une introduction par M. le professeur Velpeau. 1 fort volume in-4, avec 100 planches hors texte, coloriées, contenant 254 figures, et 127 bois intercalés dans le texte. 2e tirage, 1886. Relié. 150 fr.

BILLROTH. **Traité de pathologie chirurgicale générale**, traduit de l'allemand, précédé d'une introd. par M. le prof. Verneuil. 1880, 3e tirage. 1 fort vol. gr. in-8, avec 100 fig. dans le texte. 14 fr.

Congrès français de chirurgie. 1re session : 1885. Mémoires et discussions, publiés par M. Pozzi, secrétaire général. 1 fort vol. grand in-8. 14 fr.
    2e session : 1886, 1 fort vol. gr. in-8, avec fig. 14 fr.

DE ARLT. **Des blessures de l'œil**, considérées au point de vue pratique et médico-légal. 1 vol. in-18. 3 fr. 50

DELORME. **Traité de chirurgie de guerre.** 2 vol. gr. in-8°, avec fig. dans le texte (sous presse).

GALEZOWSKI. **Des cataractes et de leur traitement.** 1er fascicule, 1 vol. in-8. 3 fr. 50

JAMAIN et TERRIER. **Manuel de petite chirurgie.** 6e édit., refondue 1 vol. gr. in-18 de 1000 pages, avec 450 fig. 9 fr.

JAMAIN et TERRIER. **Manuel de pathologie et de clinique chirurgicales.** 3e édition. Tome I, 1 fort vol. in-18. 8 fr.
    Tome II, 1 vol. in-18. 8 fr.
    Tome III, 1 vol. in-18. 8 fr.
    Tome IV terminant l'ouvrage (sous presse).

LE FORT. **La chirurgie militaire** et les Sociétés de secours en France et à l'étranger. 1 vol. gr. in-8, avec fig. 10 fr.

LIEBREICH. **Atlas d'ophtalmoscopie**, représentant l'état normal et les modifications pathologiques du fond de l'œil vues à l'ophtalmoscope. 3e édition, 1885, atlas in-f° de 12 planches, 59 figures en couleurs. 40 fr.

MAC CORMAC. **Manuel de chirurgie antiseptique**, traduit de l'anglais par M. le docteur Lutaud. 1 fort vol. in-8. 6 fr.

MALGAIGNE. **Manuel de médecine opératoire.** 9e édition, publiée par M. le professeur Léon Le Fort. 2 vol. grand in-18, avec nombreuses fig. dans le texte. 16 fr.
    La première partie : *Opérations générales*, est en distribution. 1 vol. in-18, avec 250 fig. (Le tome II, terminant l'ouvrage, sera remis aux souscripteurs en 1888.)

MAUNOURY et SALMON. **Manuel de l'art des accouchements, à l'usage des élèves en médecine et des élèves sages-femmes. 3° édit. 1 vol. in-18, avec 115 grav. 7 fr.

NÉLATON. **Éléments de pathologie chirurgicale**, par M. A. NÉLATON, membre de l'Institut, professeur de clinique à la Faculté de médecine, etc. Ouvrage complet en 6 volumes.

Seconde édition, complètement remaniée, revue par les Dr³ JAMAIN, PÉAN, DESPRÉS, GILLETTE et HORTELOUP, chirurgiens des hôpitaux. 6 forts vol. gr. in-8, avec 795 figures dans le texte. 82 fr.

PAGET (sir James). **Leçons de clinique chirurgicale**, traduites de l'anglais par le docteur L.-H. PETIT, et précédées d'une introduction de M. le professeur VERNEUIL. 1 vol. grand in-8. 8 fr.

PÉAN. **Leçons de clinique chirurgicale, professées à l'Hôpital Saint-Louis.** De 1875 à 1880. Tomes I à IV, 4 vol. in-8, avec fig. et pl. coloriées. Chaque vol. séparément. 20 fr.

Tome V, années 1881-1882. 1 vol. in-8. 25 fr.

PHILLIPS. **Traité des maladies des voies urinaires.** 1 fort vol. in-8, avec 97 fig. intercalées dans le texte. 10 fr.

RICHARD. **Pratique journalière de la chirurgie.** 1 vol. gr. in-8, avec 215 fig. dans le texte. 2° édit., augmentée de chapitres inédits de l'auteur, et revue par le Dr J. CRAUK. 16 fr.

ROTTENSTEIN. **Traité d'anesthésie chirurgicale**, contenant la description et les applications de la méthode anesthésique de M. PAUL BERT. 1 vol. in-8, avec figures. 10 fr.

SCHWEIGGER. **Leçons d'ophthalmoscopie**, avec 3 planches lith. et des figures dans le texte. In-8 de 144 pages. 3 fr. 50

SOELBERG-WELLS. **Traité pratique des maladies des yeux.** 1 fort vol. gr. in-8, avec figures. 15 fr.

TERRIER. **Éléments de pathologie chirurgicale générale.** 1er fascicule : *Lésions traumatiques et leurs complications.* 1 vol. in-8. 7 fr.

2° fascicule : *Complications des lésions traumatiques. Lésions inflammatoires.* 1 vol. in-8, 1886. 6 fr.

Le 3° et dernier fascicule paraîtra en 1888.

TRUC. **Du traitement chirurgical de la péritonite.** 1 vol. in-8. 4 fr.

VIRCHOW. **Pathologie des tumeurs**, cours professé à l'université de Berlin, traduit de l'allemand par le docteur ARONSSOHN.

Tome Ier, 1 vol. gr. in-8, avec 106 fig. 12 fr.
Tome II, 1 vol. gr. in-8, avec 74 fig. 12 fr.
Tome III, 1 vol. gr. in-8, avec 49 fig. 12 fr.
Tome IV (1 fascicule), 1 vol. gr. in-8, avec figures. 4 fr. 50

YVERT. **Traité pratique et clinique des blessures du globe de l'œil**, 1 vol. gr. in-8. 12 fr.

C. — Thérapeutique. Pharmacie. Hygiène.

BINZ. **Abrégé de matière médicale et de thérapeutique,** 1 vol. in-12, de 335 pages. 2 fr. 50

BOUCHARDAT. **Nouveau formulaire magistral,** précédé d'une Notice sur les hôpitaux de Paris, de généralités sur l'art de formuler, suivi d'un Précis sur les eaux minérales naturelles et artificielles, d'un Mémorial thérapeutique, de notions sur l'emploi des contrepoisons et sur les secours à donner aux empoisonnés et aux asphyxiés. 1886, 26ᵉ édition, revue, corrigée. 1 vol. in-18, broché, 3 fr. 50; cartonné, 4 fr.; relié. 4 fr. 50

BOUCHARDAT et VIGNARDOU. **Form..laire vétérinaire,** contenant le mode d'action, l'emploi et les doses des médicaments simples et composés prescrits aux animaux domestiques par les médecins vétérinaires français et étrangers, et suivi d'un Mémorial thérapeutique. 3ᵉ édit. 1 vol. in-18, br. 3 fr. 50, cart. 4 fr. rel. 4 fr. 50.

BOUCHARDAT. **Manuel de matière médicale, de thérapeutique comparée et de pharmacie.** 5ᵒ édition. 2 vol. gr. in-18. 16 fr.

BOUCHARDAT. **Annuaire de thérapeutique, de matière médicale et de pharmacie pour 1886,** contenant le résumé des travaux thérapeutiques et toxicologiques publiés pendant l'année 1885, suivi de notes sur le *traitement hygiénique du mal de Bright* et sur les *difficultés de l'hygiène.* 1 vol. gr. in-32. 46ᵉ année. 1 fr. 50

BOUCHARDAT. **De la glycosurie ou diabète sucré,** son traitement hygiénique. 1883, 2ᵉ édition. 1 vol. grand in-8, suivi de notes et documents sur la nature et le traitement de la goutte, la gravelle urique, sur l'oligurie, le diabète insipide avec excès d'urée, l'hippurie, la pimélorrhée, etc. 15 fr.

BOUCHARDAT. **Traité d'hygiène publique et privée,** basée sur l'étiologie. 1 fort vol. gr. in-8. 3ᵉ édition, 1887. 18 fr.

CORNIL. **Leçons élémentaires d'hygiène privée,** rédigées d'après le programme du Ministère de l'instruction publique pour les établissements d'instruction secondaire. 1 vol. in-18, avec figures. 2 fr. 50

DURAND-FARDEL. **Les eaux minérales et les maladies chroniques.** 1 vol. in-18. 2ᵉ édition, 1885. 3 fr. 50

MAURIN. **Formulaire des maladies des enfants.** 1 vol. in-18. 2ᵒ édition. 3 fr. 50.

WEBER. **Climatothérapie,** traduit de l'allemand par les docteurs DOYON et SPILLMANN. 1 vol. in-8, 1886. 6 fr.

D. — Anatomie. Physiologie. Histologie.

ALAVOINE. **Tableaux du système nerveux.** Deux grands tableaux, avec figures. 5 fr.

BAIN (Al.). **Les sens et l'intelligence,** traduit de l'anglais par M. Cazelles. 1 vol. in-8.   10 fr.

BASTIAN (Charlton). **Le cerveau, organe de la pensée,** chez l'homme et chez les animaux. 2 vol. in-8, avec 184 figures dans le texte. 1882.   12 fr.

BÉRAUD (B.-J.). **Atlas complet d'anatomie chirurgicale topographique,** pouvant servir de complément à tous les ouvrages d'anatomie chirurgicale, composé de 109 planches représentant plus de 200 gravures dessinées d'après nature par M. Bion, et avec texte explicatif. 1 fort vol. in-4.
Prix : fig. noires, relié, 60 fr. — Fig. coloriées, relié, 120 fr. Toutes les pièces, disséquées dans l'amphithéâtre des hôpitaux ont été reproduites d'après nature par M. Bion, et ensuite gravées sur acier par les meilleurs artistes.

BÉRAUD (B.-J.) et VELPEAU. **Manuel d'anatomie chirurgicale générale et topographique.** 2e éd. 1 vol. in-18. 7 fr.

BERNARD (Claude). **Leçons sur les propriétés des tissus vivants,** avec 94 fig. dans le texte. 1 vol. in-8.   8 fr.

BERNSTEIN. **Les sens.** 1 vol. in-8, avec fig. 3e édit., cart. 6 fr.

BURDON-SANDERSON, FOSTER et BRUNTON. **Manuel du laboratoire de physiologie,** traduit de l'anglais par M. Moquin Tandon. 1 vol. in-8, avec 184 figures dans le texte, 1883. 14 fr.

FAU. **Anatomie des formes du corps humain,** à l'usage des peintres et des sculpteurs. 1 atlas in-folio de 25 planches. Prix : fig. noires, 15 fr. — Fig. coloriées.   30 fr.

CORNIL et RANVIER. **Manuel d'histologie pathologique.** 2e édition. 2 vol. in-8, avec nombreuses figures dans le texte. 30 fr.

FERRIER. **Les fonctions du cerveau.** 1 vol. in-8, avec 68 figures.   10 fr.

JAMAIN. **Nouveau traité élémentaire d'anatomie descriptive et de préparations anatomiques.** 3e édition. 1 vol. grand in-18 de 900 pages, avec 223 fig. intercalées dans le texte. 12 fr. — Avec figures coloriées.   40 fr.

LEYDIG. **Traité d'histologie comparée de l'homme et des animaux.** 1 fort vol. in-8, avec 200 figures.   15 fr.

LONGET. **Traité de physiologie.** 3e édition, 3 vol. gr. in-8, avec figures.   36 fr.

MAREY. **Du mouvement dans les fonctions de la vie.** 1 vol. in-8, avec 200 figures dans le texte.   10 fr.

PREYER. **Éléments de physiologie générale.** Traduit de l'allemand par M. J. Soury. 1 vol. in-8.   5 fr.

PREYER. **Physiologie spéciale de l'embryon.** Trad. de l'allemand par M. le Dr Wiet. 1 vol. in-8 avec fig. et 9 pl. hors texte. 16 fr.

RICHET (Charles). **Physiologie des muscles et des nerfs.** 1 fort vol. in-8. 1882.   15 fr.

VULPIAN. **Leçons sur l'appareil vaso-moteur** (physiologie et pathologie), recueillies par le Dr H. CARVILLE. 2 vol. in-8. 18 fr.

E. — Physique. Chimie. Histoire naturelle.

AGASSIZ. **De l'espèce et des classifications en zoologie.** 1 vol. in-8. 5 fr.

BERTHELOT. **La synthèse chimique.** 1 vol. in-8 de la *Bibliothèque scientifique internationale.* 4e édit., cart. 6 fr.

BLANCHARD. **Les métamorphoses, les mœurs et les instincts des insectes**, par M Émile Blanchard, de l'Institut, professeur au Muséum d'histoire naturelle. 1 magnifique vol. in-8 jésus, avec 160 fig. dans le texte et 40 grandes planches hors texte. 2e édit. Prix : broché, 25 fr.; relié. 30 fr.

BOCQUILLON. **Manuel d'histoire naturelle médicale.** 1 vol. in-18 avec 415 fig. dans le texte. 14 fr.

COOKE et BERKELEY. **Les champignons**, avec 110 figures dans le texte. 1 vol. in-8. 3e édition. 6 fr.

DARWIN. **Les récifs de corail**, leur structure et leur distribution. 1 vol. in-8, avec 3 planches hors texte, traduit de l'anglais par M. Cosserat. 8 fr.

EVANS (John). **Les âges de la pierre.** 1 beau vol. gr. in-8, avec 467 figures dans le texte. 15 fr.

EVANS (John). **L'âge du bronze.** 1 fort vol. in-8, avec 540 figures dans le texte. 15 fr.

GRÉHANT. **Manuel de physique médicale.** 1 vol. in-18, avec 469 figures dans le texte. 7 fr.

GRIMAUX. **Chimie organique élémentaire.** 4e édit. 1 vol. in-18, avec figures. 5 fr.

GRIMAUX. **Chimie inorganique élémentaire.** 4e édit., 1885, 1 vol. in-18, avec figures. 5 fr.

HERBERT SPENCER. **Principes de biologie**, traduit de l'anglais par M. C. CAZELLES. 2 vol. in-8. 20 fr.

HUXLEY. **La physiographie**, introduction à l'étude de la nature, 1 vol. in-8 avec 128 figures dans le texte et 2 planches hors texte. 1882. 8 fr.

LUBBOCK. **Origines de la civilisation**, état primitif de l'homme et mœurs des sauvages modernes, traduit de l'anglais. 3e édition. 1 vol. in-8, avec fig. Broché, 15 fr. — Relié. 18 fr.

PISANI (F.). **Traité pratique d'analyse chimique qualitative et quantitative**, à l'usage des laboratoires de chimie, 1 vol. in-12. 2e édit., augmentée d'un traité d'*analyse au chalumeau*, 1885. 3 fr. 50

PISANI et DIRVELL. **La chimie du laboratoire.** 1 vol. in-12. 4 fr.

QUATREFAGES (DE). **Charles Darwin et ses précurseurs français.** Étude sur le transformisme. 1 vol. in-8. 5 fr.

III. — BIBLIOTHÈQUE D'HISTOIRE CONTEMPORAINE

Volumes in-18 à 3 fr. 50. — Volumes in-8 à 5, 7 et 12 francs. Cartonnage toile, 50 c. en plus par vol. in-18, 1 fr. par vol. in-8.

EUROPE

HISTOIRE DE L'EUROPE PENDANT LA RÉVOLUTION FRANÇAISE, par *H. de Sybel*. Traduit de l'allemand par Mlle Dosquet. 6 vol. in-8 . . 12 fr.

FRANCE

HISTOIRE DE LA RÉVOLUTION FRANÇAISE, par *Carlyle*. 3 vol. in-18. 10 50
LA RÉVOLUTION FRANÇAISE, par *H. Carnot*. 1 vol. in-12. Nouv. édit.. 3 50
HISTOIRE DE LA RESTAURATION, par *de Rochau*. 1 vol. in-18. . . . 3 50
HISTOIRE DE DIX ANS, par *Louis Blanc*. 5 vol. in-8. . . . . 25 »
HISTOIRE DE HUIT ANS (1840-1848), par *Elias Regnault*. 3 vol. in-8. 15 »
HISTOIRE DU SECOND EMPIRE (1848-1870), par *Taxile Delord*. 6 volumes in-8 . . . . 42 fr.
LA GUERRE DE 1870-1871, par *Boert*. 1 vol. in-18. . . . . 3 50
LA FRANCE POLITIQUE ET SOCIALE, par *Aug. Laugel*. 1 volume in-8. 5 fr.
HISTOIRE DES COLONIES FRANÇAISES, par *P. Gaffarel*. 1 vol. in-8. 3° éd. . . . . 5 fr.
L'EXPANSION COLONIALE DE LA FRANCE, étude économique, politique et géographique sur les établissements français d'outre-mer, par *J. L. de Lanessan*. 1 vol. in-8 avec 19 cartes hors texte. . . . . 12 fr.
LA TUNISIE, par *J. L. de Lanessan*. 1 vol. in-8 avec une carte en couleurs 5 fr.
L'INDO-CHINE FRANÇAISE, par *J. de Lanessan*, 1 vol. in-8, avec carte (sous presse).
L'ALGÉRIE, par *M. Wahl*. 1 vol. in-8 . . . . 5 fr.

ANGLETERRE

HISTOIRE GOUVERNEMENTALE DE L'ANGLETERRE, DEPUIS 1770 JUSQU'A 1830. par sir *G. Cornewal Lewis*. 1 vol. in-8, traduit de l'anglais . . . 7 fr.
HISTOIRE CONTEMPORAINE DE L'ANGLETERRE, depuis la mort de la reine Anne jusqu'à nos jours, par *H. Reynald*. 1 vol. in-18. 2° éd. . 3 50
LES QUATRE GEORGE, par *Thackeray*. 1 vol. in-18 . . . . 3 50
LOMBART-STREET, le marché financier en Angleterre, par *W. Bagehot*. 1 vol. in-18. . . . . 3 50
LORD PALMERSTON ET LORD RUSSEL, par *Aug. Laugel*. 1 vol. in-18. 3 50
QUESTIONS CONSTITUTIONNELLES (1873-1878), par *E.-W. Gladstone*, précédées d'une introduction par *Albert Gigot*. 1 vol. in-8. . . . . 5 fr.

ALLEMAGNE

HISTOIRE DE LA PRUSSE, depuis la mort de Frédéric II jusqu'à la bataille de Sadowa, par *Eug. Véron*. 1 vol. in-18. 4° éd. 3 50
HISTOIRE DE L'ALLEMAGNE, depuis la bataille de Sadowa jusqu'à nos jours, par *Eug. Véron*. 1 vol. in-18, 2° éd. 3 50
L'ALLEMAGNE CONTEMPORAINE, par *Ed. Bourloton*. 1 vol. in-18. . . 3 50

AUTRICHE-HONGRIE

HISTOIRE DE L'AUTRICHE, depuis la mort de Marie-Thérèse jusqu'à nos jours, par *L. Asseline*. 1 vol. in-18. 2e éd. 3 50

HISTOIRE DES HONGROIS et de leur littérature politique, de 1700 à 1815, par *Ed. Sayous*. 1 vol. in-18 . . . . 3 50

ESPAGNE

HISTOIRE DE L'ESPAGNE, depuis la mort de Charles III jusqu'à nos jours, par *H. Reynald*. 1 vol. in-18 . . . . 3 50

RUSSIE

LA RUSSIE CONTEMPORAINE, par *Herbert Barry*. 1 vol. in-18. . . . 3 50

HISTOIRE CONTEMPORAINE DE LA RUSSIE, par *M. Créhange*. 1 vol. in-18 . . . . 3 50

SUISSE

LA SUISSE CONTEMPORAINE, par *H. Dixon*. 1 vol. in-18. . . . . . 3 50

HISTOIRE DU PEUPLE SUISSE, par *Daendliker*, précédée d'une Introduction de M. *Jules Favre*. 1 vol. in-18. . . . . 5 fr.

AMÉRIQUE

HISTOIRE DE L'AMÉRIQUE DU SUD, par *Alf. Deberle*. 1 vol. in-18. 2e éd. 3 50

LES ETATS-UNIS PENDANT LA GUERRE, par *Aug. Laugel*. 1 vol. in-18. 3 50

ITALIE

HISTOIRE DE L'ITALIE, depuis 1815 jusqu'à la mort de Victor-Emmanuel, par *E. Sorin*. 1 vol. in-18 . . . . 3 50

Jules Barni. HISTOIRE DES IDÉES MORALES ET POLITIQUES EN FRANCE AU XVIIIe SIÈCLE. 2 vol. in-18, chaque volume 3 50

— LES MORALISTES FRANÇAIS AU XVIIIe SIÈCLE. 1 vol. in-18. . . . 3 50

Émile Beaussire. LA GUERRE ÉTRANGÈRE ET LA GUERRE CIVILE. 1 vol. in-18 . . . . 3 50

E. de Laveleye. LE SOCIALISME CONTEMPORAIN. 1 vol. in-18. 3e éd. 3 50

E. Despois. LE VANDALISME RÉVOLUTIONNAIRE. 1 vol. in-18. 2e éd. 3 50

M. Pellet. VARIÉTÉS RÉVOLUTIONNAIRES, avec une Préface de *A. Ranc*. 2 vol. in-18. chaque vol. 3 50

Eug. Spuller. FIGURES DISPARUES, portraits contemporains, littéraires et politiques. 2e édit. 1 vol. in-18. . . . . 3 fr. 50

IV. — BIBLIOTHÈQUE DE PHILOSOPHIE CONTEMPORAINE

Volumes in-18. Br., 2 fr. 50; cart. à l'angl., 3 fr.; reliés, 4 fr.

H. Taine.

L'Idéalisme anglais, étude sur Carlyle.
Philosophie de l'art dans les Pays-Bas. 2ᵉ édition.
Philosophie de l'art en Grèce. 2ᵉ édit.

Paul Janet.

Le Matérialisme contemp. 4ᵉ édit.
La Crise philosophique. Taine, Renan, Vacherot, Littré.
Philosophie de la Révolution française.
Le Saint-Simonisme.
Dieu, l'homme et la béatitude.
(Œuvre inédite de Spinoza.)
Origines du socialisme contemporain.

Odysse Barrot.

Philosophie de l'histoire.

Alaux.

Philosophie de M. Cousin.

Ad. Franck.

Philosophie du droit pénal. 3ᵉ édit.
Des rapports de la religion et de l'État. 2ᵉ édit.
La philosophie mystique en France au XVIIIᵉ siècle.

Beaussire.

Antécédents de l'hégélianisme dans la philosophie française.

Bost.

Le Protestantisme libéral.

Ed. Auber.

Philosophie de la médecine.

Leblais.

Matérialisme et spiritualisme.

Charles de Rémusat.

Philosophie religieuse.

Charles Lévêque.

Le Spiritualisme dans l'art.
La Science de l'invisible.

Émile Saisset.

L'âme et la vie, suivi d'une étude sur l'Esthétique française.

Critique et histoire de la philosophie (frag. et disc.).

Auguste Laugel.

L'Optique et les Arts.
Les problèmes de la nature.
Les problèmes de la vie.
Les problèmes de l'âme.

Challemel-Lacour.

La philosophie individualiste.

Albert Lemoine.

Le Vitalisme et l'Animisme.
De la Physionomie et de la Parole.
L'Habitude et l'Instinct.

Milsand.

L'Esthétique anglaise.

A. Véra.

Philosophie hégélienne.

Ad. Garnier.

De la morale dans l'antiquité.

Schœbel.

Philosophie de la raison pure.

Ath. Coquerel fils.

Premières transformations historiques du christianisme.
La Conscience et la Foi.
Histoire du Credo.

Jules Levallois.

Déisme et Christianisme.

Camille Selden.

La Musique en Allemagne.

Fontanès.

Le Christianisme moderne.

Stuart Mill.

Auguste Comte et la philosophie positive. 3ᵉ édition.
L'Utilitarisme.

Mariano.

La Philosophie contemp. en Italie.

Saigey.

La Physique moderne. 2ᵉ tirage.

E. Faivre.

De la variabilité des espèces.

Ernest Bersot.

Libre philosophie.

Albert Réville.

Histoire du dogme de la divinité de Jésus-Christ.

W. de Fonvielle.

L'astronomie moderne.

C. Coignet.

La morale indépendante.

Et. Vacherot.

La Science et la Conscience.

E. Boutmy.

Philosophie de l'architecture en Grèce.

Herbert Spencer.

Classification des sciences. 2e édit.
L'individu contre l'Etat.

Gauckler.

Le Beau et son histoire.

Max Müller.

La science de la religion.

Bertauld.

L'ordre social et l'ordre moral.
De la philosophie sociale.

Th. Ribot.

La philosophie de Schopenhauer, 2e édition.
Les maladies de la mémoire. 4e édit.
Les maladies de la volonté. 4e édit.
Les maladies de la personnalité. 2e éd.

Bentham et Grote.

La religion naturelle.

Hartmann.

La Religion de l'avenir. 2e édition.
Le Darwinisme. 3e édition.

H. Lotze.

Psychologie physiologique.

Schopenhauer.

Le libre arbitre. 3e édition.
Le fondement de la morale. 2e édit.
Pensées et fragments, 5e édition.

Liard.

Les Logiciens anglais contemporains. 2e édition.
Les définitions géométriques, et les définitions empiriques.

Marion.

J. Locke, sa vie, son œuvre.

O. Schmidt.

Les sciences naturelles et la philosophie de l'Inconscient.

Hæckel.

Les preuves du transformisme.
Psychologie cellulaire.

Pi y Margall.

Les nationalités.

Barthélemy Saint-Hilaire.

De la métaphysique.

A. Espinas.

Philosophie expérim. en Italie.

P. Siciliani.

Psychogénie moderne.

Leopardi.

Opuscules et Pensées.

A. Lévy.

Morceaux choisis des philosophes allemands.

Roisel.

De la substance.

Zeller.

Christian Baur et l'école de Tubingue.

Stricker.

Du langage et de la musique.

Coste.

Les conditions sociales du bonheur et de la force. 3e édition.

Binet.

La psychologie du raisonnement.

G. Ballet.

Le langage intérieur et l'aphasie.

Mosso.

La peur.

Tarde.

La criminalité comparée.

Paulhan.

Les phénomènes affectifs.

Ch. Richet.

Essai de psychologie générale.

Ch. Féré.

Sensation et mouvement.
Dégénérescence et criminalité.

Vianna de Lima.

L'homme selon le transformisme.

Volumes in-8. Br. à 5, 7 50 et 10 fr.; cart. angl., 1 fr. de plus par vol.; rel., 2 fr.

BARNI
La morale dans la démocratie. 1 vol. in-8, 2ᵉ édit.   5 fr.

AGASSIZ
De l'espèce et des classifications. 1 vol. in-8.   5 fr.

STUART MILL
La philosophie de Hamilton. 1 fort vol. in-8.   10 fr.

Mes mémoires. 1 vol. in-8.   5 fr.

Système de logique déductive et inductive. 2 vol. in-8.   20 fr.

Essais sur la Religion. 1 vol. in-8, 2ᵉ édit.   5 fr.

DE QUATREFAGES
Ch. Darwin et ses précurseurs français. 1 vol. in-8.   5 fr.

HERBERT SPENCER
Les premiers principes. 1 fort vol. in-8. 2ᵉ édit.   10 fr.

Principes de psychologie, 2 vol. in-8.   20 fr.

Principes de biologie. 2 vol. in-8.   20 fr.

Principes de sociologie. 4 vol. in-8.   36 fr. 25

Essais sur le progrès. 1 vol. in-8, 2ᵉ édit.   7 fr. 50

Essais de politique. 1 vol. in-8, 2ᵉ édit.   7 fr. 50

Essais scientifiques. 1 vol. in-8   7 fr. 50

De l'éducation physique, intellectuelle et morale. 1 volume in-8, 5ᵉ édition.   5 fr.

Introduction à la science sociale. 1 vol. in-8, 6ᵉ édit.   6 fr.

Les bases de la morale évolutionniste. 1 vol. in 8, 3ᵉ éd.   6 fr.

Classification des sciences. 1 vol. in-18, 2ᵉ édition.   2 fr. 50

L'individu contre l'État, 1 vol. in-18. 2ᵉ édit.   2 fr. 50

AUGUSTE LAUGEL
Les problèmes (les problèmes de la nature, problèmes de la vie, problèmes de l'âme). 1 fort vol. in-8.   7 fr. 50

ÉMILE SAIGEY
Les sciences au XVIIIᵉ siècle. La physique de Voltaire. 1 vol. in-8.   5 fr.

PAUL JANET
Les causes finales. 1 vol. in-8, 2ᵉ édition.   10 fr.

Histoire de la science politique dans ses rapports avec la morale, 3ᵉ édit., 2 vol. in-8.   20 fr.

TH. RIBOT
L'hérédité psychologique. 1 vol. in-8, 3ᵉ édition.   7 fr. 50

La psychologie anglaise contemporaine. 1 vol., 3ᵉ éd.   7 fr. 50

La psychologie allemande contemporaine. 1 vol., 2ᵉ éd.   7 fr. 50

ALF. FOUILLÉE
La liberté et le déterminisme. 1 vol. in-8, 2ᵉ édit.   7 fr. 50

Critique des systèmes de morale contemporains. 1 vol. in-8.
2ᵉ éd.   7 50

DE LAVELEYE

De la propriété et de ses formes primitives. 1 vol. in-8. 7 fr. 50

BAIN (ALEX.)

La logique inductive et déductive. 2 vol. in-8, 2ᵉ édit.   20 fr.
Les sens et l'intelligence. 1 vol. in-8.   10 fr.
L'esprit et le corps. 1 vol. in-8, 4ᵉ édit.   6 fr.
La science de l'éducation. 1 vol. in-8, 6ᵉ édit.   6 fr.
Les émotions et la volonté. 1 fort vol.   10 fr.

MATTHEW ARNOLD

La crise religieuse. 1 vol. in-8.   7 fr. 50

BARDOUX

Les légistes, leur influence sur la société française. 1 vol. 5 fr.

ESPINAS (ALF.)

Des sociétés animales. 1 vol. in-8, 2ᵉ édition.   7 fr. 50

FLINT

La philosophie de l'histoire en France. 1 vol. in-8.   7 fr. 50
La philosophie de l'histoire en Allemagne. 1 vol. in-8. 7 fr. 50

LIARD

La science positive et la métaphysique. 1 vol. in-8. 7 fr. 50
Descartes. 1 vol. in-8.   5 fr.

GUYAU

La morale anglaise contemporaine. 1 vol. in-8, 2ᵉ éd. 7 fr 50
Les problèmes de l'esthétique contemporaine. 1 vol. in-8. 5 fr.
Esquisse d'une morale sans obligation ni sanction. In-8. 5 fr.
L'irréligion de l'avenir. 1 vol. in-8. 2ᵉ éd.   7 fr. 50

HUXLEY

Hume, sa vie, sa philosophie. 1 vol. in-8.   5 fr.

E. NAVILLE

La logique de l'hypothèse. 1 vol. in-8.   5 fr.

ÉT. VACHEROT

Essais de philosophie critique. 1 vol. in-8.   7 fr. 50
La religion. 1 vol. in-8.   7 fr. 50

MARION

La solidarité morale. 1 vol. in-8, 2ᵉ édit.   5 fr.

SCHOPENHAUER

Aphorismes sur la sagesse dans la vie. 1 vol. in-8. 2ᵉ édit. 5 fr.
De la quadruple racine du principe de la raison suffisante.
1 vol. in-8.   5 fr.

Le monde comme volonté et représentation, 3 vol. in-8.
Tome I, 1 vol. in-8°.   7 fr. 50

BERTRAND (A.)

L'aperception du corps humain par la conscience. 1 vol.
in-8.   5 fr.

JAMES SULLY

Le pessimisme. 1 vol. in-8.   7 fr. 50

BUCHNER

Science et nature. 1 vol. in-8, 2° édition.   7 fr. 50

EGGER (V.)

La parole intérieure. 1 vol. in-8.   5 fr.

LOUIS FERRI

La psychologie de l'association, depuis Hobbes jusqu'à nos
jours. 1 vol. in-8.   7 fr. 50

MAUDSLEY

La pathologie de l'esprit. 1 vol. in-8.   10 fr.

SÉAILLES

Essai sur le génie dans l'art. 1 vol. in-8.   5 fr.

CH. RICHET

L'homme et l'intelligence. 2° édit. 1 vol. in-8.   10 fr.

PREYER

Éléments de physiologie. 1 vol. in-8.   5 fr.
L'âme de l'enfant. 1 vol. in-8.   10 fr.

WUNDT

Éléments de psychologie physiologique. 2 vol. in-8, avec fig. 20 fr.

E. BEAUSSIRE

Les principes de la morale. 1 vol. in-8.   5 fr.
Les principes du droit. 1 vol. in-8°.   7 fr. 50

A. FRANCK.

La philosophie du droit civil. 1 vol. in-8.   5 fr.

CLAY

L'alternative. Contribution à la psychologie, trad. de l'anglais
par A. Burdeau. 1 vol. in-8.   10 fr.

BERNARD PÉREZ

Les trois premières années de l'enfant. 1 vol. in-8, 3° édit. 5 fr.
L'enfant de trois à sept ans. 1 vol. in-8.   5 fr.
L'éducation morale dès le berceau. 1 vol. in-8.   5 fr.

LOMBROSO.

L'homme criminel. 1 vol. in-8.   10 fr.

SERGI.

La psychologie physiologique. 1 vol. in-8 avec 40 fig. 7 fr. 50

LUDOV. CARRAU.

La philosophie religieuse en Angleterre, depuis Locke jusqu'à
nos jours. 1 vol. in-8.   5 fr.

Coulommiers. — Imp. P. BRODARD et GALLOIS.

BIBLIOTHÈQUE DE PHILOSOPHIE CONTEMPORAINE

Volumes in-18 brochés, à 2 fr. 50 c.

H. Taine.
L'idéalisme anglais.
Philos. de l'art dans les Pays-Bas. 2e édit.
Philos. de l'art en Grèce. 2e éd.

Paul Janet.
Le Matérialisme conte. 4e éd.
La Crise philosophique.
Philos. de la Rév. franç. 3e éd.
St-Simon et le St-Simonisme.
Spinoza : Dieu, l'homme.
Les origines du socialisme contemporain. 4e édit.

Odysse Barrot.
Philosophie de l'histoire.

Alaux.
Philosophie de M. Cousin.

Ad. Franck.
Philos. du droit pénal.
Rapports de la religion et de l'État. 2e édit.
Philosophie mystique au xviiie siècle.

E. Saisset.
L'âme et la vie.
Critique et histoire de la philosophie.

Charles Lévêque.
Le Spiritualisme dans l'art.
La Science de l'invisible.

Auguste Laugel.
Les Problèmes de la nature.
Les Problèmes de la vie.
Les Problèmes de l'âme.
La Voix, l'Oreille et la Musique.
L'Optique et les Arts.

Challemel-Lacour.
La Philos. individualiste.

Charles de Rémusat.
Philosophie religieuse.

Albert Lemoine.
Le Vital. et l'Anim. de Stahl.
De la Physion. et de la Parole.
L'Habitude et l'Instinct.

Milsand.
L'Esthétique anglaise.

A. Véra.
Essais de Philos. hégélienne.

Beaussire.
Antécéd. de l'hégélianisme.

Bost.
Le Protestantisme libéral.

Ed. Auber.
Philosophie de la Médecine.

Leblais.
Matérialisme et spiritualisme.

Ad. Garnier.
De la morale dans l'antiquité.

Schœbel.
Philos. de la raison pure.

Ath. Coquerel fils.
Transf. du christianisme.
La Conscience et la Foi.
Histoire du Credo.

Jules Levallois.
Déisme et Christianisme.

Camille Selden.
La Musique en Allemagne.

Fontanès.
Le Christianisme moderne.

Salgey.
La Physique moderne. 2e tir.

Mariano.
La Philos. contemp. en Italie.

E. Faivre.
De la variabilité des espèces.

J. Stuart Mill.
Auguste Comte. 2e éd.
L'utilitarisme.

Ernest Bersot.
Libre philosophie.

Albert Réville.
La divinité de Jésus-Christ. 2e éd.

W. de Fonvielle.
L'astronomie moderne.

C. Coignet.
La morale indépendante.

E. Boutmy.
Philosophie de l'architecture en Grèce.

E. Vacherot.
La Science et la Conscience.

Em. de Laveleye.
Des formes de gouvernement.

Herbert Spencer.
Classification des scienc. 4e éd.
L'individu contre l'État. 2e éd.

Max Muller.
La science de la religion.

Ph. Gauckler.
Le Beau et son histoire

Bertauld.
L'ordre social et l'ordre moral.
Philosophie sociale.

Th. Ribot.
La Philos. de Schopenhauer. 2e éd.
Les Mal. de la mémoire. 4e éd.
Les Mal. de la volonté. 4e éd.
Les Mal. de la personnalité 2e éd.

Bentham et Grote.
La Religion naturelle.

Hartmann (E. de).
La Religion de l'avenir. 2e éd.
Le Darwinisme. 3e édition.

Lotze (H.).
Psychologie physiologique. 2e édition.

Schopenhauer.
Essai sur le libre arbitre. 4e éd.
Fond. de la morale. 2e éd.
Pensées et fragments. 5e éd.

L. Liard.
Logiciens angl. contem. 2e éd.
Définitions géométriques, nouvelle édition.

H. Marion.
Locke, sa vie et ses œuvres

O. Schmidt.
Les sciences naturelles et l'inconscient.

Hæckel.
Les preuves du transformisme.
La psychologie cellulaire.

Pi y Margall.
Les nationalités.

Barthélemy St-Hilaire.
De la métaphysique.

Espinas.
Philos. expérim. en Italie.

Siciliani.
Psychogénie moderne.

Leopardi.
Opuscules et Pensées.

A. Lévy.
Morceaux choisis des philosophes allemands.

Roisel.
De la substance.

Zeller.
Christian Baur et l'École de Tubingue.

Stricker.
Le langage et la musique.

Ad. Coste.
Conditions sociales du bonheur et de la force. 2e éd.

A. Binet.
La psychol. du raisonnement.

Gilbert Ballet.
Le langage intérieur.

Mosso.
La peur.

G. Tarde.
La criminalité comparée.

Paulhan.
Les phénomènes affectifs.

Ch. Féré.
Dégénérescence et criminal.
Sensation et mouvement.

Ch. Richet.
Essai de psychologie générale.

J. Delbœuf.
La matière brute et la matière vivante.

Vianna de Lima.
L'homme selon le transformisme.

Coulommiers. — Imp. P. Brodard et Gallois.

www.ingramcontent.com/pod-product-compliance
Lightning Source LLC
Chambersburg PA
CBHW060539210326
41519CB00014B/3269